居家康复指导丛书

脑外伤居家康复指导

丛书主编　燕铁斌
主　　编　许　涛
副主编　　魏　妮　陈慧娟

电子工业出版社
Publishing House of Electronics Industry
北京·BEIJING

未经许可,不得以任何方式复制或抄袭本书之部分或全部内容。
版权所有,侵权必究。

图书在版编目(CIP)数据

脑外伤居家康复指导/许涛主编. —北京:电子工业出版社,2020.1
(居家康复指导丛书)
ISBN 978-7-121-37739-6

Ⅰ.①脑… Ⅱ.①许… Ⅲ.①脑外伤–康复 Ⅳ.① R651.109

中国版本图书馆 CIP 数据核字(2019)第 240577 号

责任编辑:汪信武
印　　刷:北京东方宝隆印刷有限公司
装　　订:北京东方宝隆印刷有限公司
出版发行:电子工业出版社
　　　　　北京市海淀区万寿路 173 信箱　　邮编:100036
开　　本:720×1000　1/16　　印张:13.25　　字数:216 千字
版　　次:2020 年 1 月第 1 版
印　　次:2020 年 1 月第 1 次印刷
定　　价:88.00 元

凡所购买电子工业出版社图书有缺损问题,请向购买书店调换。若书店售缺,请与本社发行部联系,联系及邮购电话:(010)88254888,88258888。

质量投诉请发邮件至 zlts@phei.com.cn,盗版侵权举报请发邮件到 dbqq@phei.com.cn。

本书咨询联系方式:QQ 20236367。

居家康复指导丛书

《脑外伤居家康复指导》编委会名单

主　编　许　涛
副主编　魏　妮　陈慧娟
编　者（以姓氏笔画为序）
　　　　王　森（哈尔滨医科大学附属第一医院）
　　　　丛　双（哈尔滨医科大学附属第一医院
　　　　兰纯娜（中南大学湘雅二医院）
　　　　冯　枫（中国人民解放军空军军医大学第一附属医院）
　　　　刘慧琳（中国人民解放军空军军医大学第一附属医院）
　　　　许　涛（华中科技大学同济医学院附属同济医院）
　　　　杨莉婷（中南大学湘雅二医院）
　　　　李　婧（中南大学湘雅二医院）
　　　　张　皓（中国康复研究中心北京博爱医院）
　　　　张小年（中国康复研究中心北京博爱医院）
　　　　陈卓铭（暨南大学附属第一医院）
　　　　陈慧娟（哈尔滨医科大学附属第一医院）
　　　　罗　璨（华中科技大学同济医学院附属同济医院）
　　　　胡　旭（中国人民解放军空军军医大学第一附属医院）
　　　　段　强（中国人民解放军空军军医大学第一附属医院）

　　　　袁　华（中国人民解放军空军军医大学第一附属医院）

　　　　黄秋丽（暨南大学附属第一医院）

　　　　崔婷捷（中日友好医院）

　　　　琚　芬（中国人民解放军空军军医大学第一附属医院）

　　　　韩肖华（华中科技大学同济医学院附属同济医院）

　　　　谢欲晓（中日友好医院）

　　　　魏　妮（郴州市第一人民医院）

秘　书　韩肖华

绘　图　卢忠仁

总 序

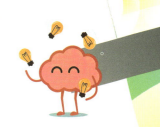

现代康复医学起源于20世纪40—50年代，那时的世界正处于动荡期，战争及其随后暴发的各类疾病给人类带来了巨大的伤害！即使医务人员全力救治，也只能留住患者的生命，大量生存者遗留了各种身心方面的功能障碍，严重影响了病、伤、残者的生活自理能力及其正常回归家庭和社会。因此，医疗先驱们在救治病伤员的同时，开始关注救治对象的功能恢复和改善，并积极尝试采用不同的治疗方法，以期最大限度地帮助患者正常回归家庭和社会。为此，催生了一门新的临床医学学科——康复医学（rehabilitation medicine）。

进入21世纪以来，随着全球经济的发展，国际康复医学进入了发展的"快车道"，与临床各学科相互渗透、融合，涉及几乎所有疾病的全过程，从发病早期就介入的重症康复，到疾病恢复期的社区康复和居家康复，以及生命终结期的康复（国内称之为"临终关怀"），可谓是全生命周期的覆盖了。

对比西医，中医康复的理念历史悠久。早在2000多年前的《黄帝内经》中就提出了今天神经康复领域中推崇的"阴阳平衡"理念；而《吕氏春秋》中提到的"流水不腐，户枢不蠹"的动静结合观点，更是对今天"生命在于运动"的完美诠释。但从理念和体系上与西方医学模式比较一致的现代康复，则起源于20世纪80年代中期。其里程碑标志是当时的卫生部要求在全国高等医学院校的临床医学专业中开设康复医学课程，普及现代康复医学知识。彼时，各类《康复医学》教材及书籍成为普及现代康复医学的最好载体。

进入21世纪后，特别是"十三五"以来，随着国内经济的发展、全民医疗的实现，以及慢性病、老年人口的增加，康复对象不断增多，康复市场不断拓展。而党和各级政府对康复的重视，进一步推动了国内康复的全面提速发展。此外，分级诊疗模式下的医院-社区-居家康复一体化的出现，使得康复理念已经开始从医院延伸到社区、家庭。患者及其家属越来越不满足传统的院内康复，渴望能了解康复、参与康复。因此，迫切需要一些能指导病、伤、残后康复的专业知识科普化的书籍。

为了适应当前急需了解康复知识的市场需求，在电子工业出版社有限公司的大力支持下，我们组织了国内一批从事临床康复的专家，编写了这套"居家康复指导丛书"。本套丛书的编写宗旨一是普及康复理念，让患者及其家属能比较容易地找到适合自己病情的康复方法；二是介绍一些常用的可以在社区及家庭开展的适宜康复技术，方便患者及其家属在社区和家庭开展自我康复。

本套丛书在内容编排上力求文字简洁，通俗易懂。为了方便家庭使用，每本书还尽可能配了一些简单易学的图；同时，采取的是一本书针对一种（类）疾病的居家康复，希望每一本书都能成为一个独立的家庭康复医生。

将专业人员容易理解的枯涩的专业知识转化为普通群众（病患者及其家属）易于理解，且在家中可以为其提供指导的科普康复书籍，并非容易之举，远较编写学术专著更难。本套丛书从选题到定稿历时2年，后续还将根据临床需要推出新的分册。丛书的读者对象主要为病、伤、残者及其家属，同时也可以作为社区医务人员了解康复的入门读物。

虽然各分册主编及全体参编专家竭尽所能用通俗易懂的语言来介绍专业知识及技术，但仍恐遗留不足，尚祈读者阅读时不吝赐教，以便再版时修订。

最后，感谢参加本套丛书编写的全体专家及工作人员为本套丛书的顺利出版所付出的辛勤劳动。

谨以此为序！

中山大学孙逸仙纪念医院

2019年5月

前　言

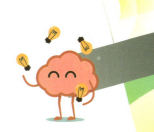

　　脑外伤是全球重要的公共卫生问题，我国脑外伤的发病率为100/10万～200/10万，其死亡率达10.8%。脑外伤发生后可能出现身体、意识、认知、言语交流、行为和情感等问题，后遗症可能包括：记忆、注意力、组织、判断、运动功能、感觉、睡眠等功能障碍，以及耳鸣、光敏性、易怒、情绪失调、抑制、抑郁症、行为和人际关系问题等，这些问题的出现受多种因素影响，包括大脑受伤部位、类型和严重程度等。中到重度脑外伤患者常需要终生照顾，部分轻度脑外伤患者也存在长期的精神和身体健康问题。

　　随着医学技术的进步，严重脑外伤患者死亡率呈下降趋势，成活率逐渐增加，但遗留更多功能问题需要面对。这些问题有时在伤后立即出现，有时需要一段时间才被注意，例如，患者的问题可能在返回家庭、工作岗位或某些特殊情况时才表现出来。除了医疗之外，由医生、护士和治疗师组成多学科团队为患者及其家属提供康复管理和服务则越来越受到重视，康复应始于医院，并需在患者出院后到康复机构、家中或社区持续进行。

　　脑外伤对患者及其家属影响巨大，除了医务人员，家属、照护者，甚至亲戚、朋友、同事等也是参与患者康复过程的重要成员，他们通常缺乏经验，也没有接受过本领域的教育，却要应对患者康复或长期照护所带来的复杂而艰巨的挑战。该书主要介绍了大脑解剖及其运作，脑外伤原因和分类、诊断和治疗、常见并发症、恢复过程、常见功能障碍、在医院内进行的康复过程及出院转归，以及脑外伤对身体、认知功能、交流能力、行为和情绪的影响及策略，脑外伤患者如何正常回归社会，脑外伤患者的家属与照护者的相关问题，脑外伤居家常用医疗知识等。我们希望本书能为脑外伤患者及其家属、照护者和各类协助人员提供帮助，减轻他们的负担。

本书在编写过程中，得到了各编者的大力支持，漫画图片由卢忠仁老师绘制，在此一并表示衷心的感谢。

由于编者们视野、能力、精力所限，书中粗疏不妥之处在所难免，诚挚接受读者的批评及指正。

许涛

2019 年 5 月

目 录

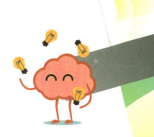

1 第一章 脑外伤
　第一节 什么是脑外伤 ……………………… 1
　　一、脑外伤的定义 …………………………… 1
　　二、脑外伤的流行病学 ……………………… 1
　第二节 脑外伤对患者的影响与结局 …… 2
　　一、脑外伤对患者的影响 …………………… 2
　　二、脑外伤的结局 …………………………… 2

2 第二章 认识大脑
　第一节 脑的解剖 …………………………… 3
　　一、脑的位置和周围环境 …………………… 3
　　二、脑的外形、重量、体积 ………………… 5
　　三、脑的组成 ………………………………… 7
　　四、脑的营养 ………………………………… 9
　第二节 脑的功能 …………………………… 9
　　一、大脑的功能 ……………………………… 9
　　二、小脑的功能 ……………………………… 10
　　三、脑干的功能 ……………………………… 10
　　四、脑的工作模式 …………………………… 10
　　五、脑的潜能 ………………………………… 11

3 第三章 脑外伤的发生原因和损伤类型
　第一节 脑外伤的发生原因 ……………… 12
　　一、原因与损伤机制 ………………………… 12
　　二、预防 ……………………………………… 14

第二节 脑外伤的损伤类型 ·············· 14
一、头皮损伤 ·············· 14
二、颅骨损伤 ·············· 15
三、脑损伤 ·············· 15

4 第四章 脑外伤的诊断和治疗
第一节 脑外伤的诊断 ·············· 19
一、症状与体征 ·············· 19
二、诊断 ·············· 21
第二节 脑外伤的治疗 ·············· 24
一、急救处理 ·············· 24
二、治疗 ·············· 25

5 第五章 脑外伤患者的常见并发症
第一节 压疮 ·············· 27
一、定义与原因 ·············· 27
二、预防 ·············· 28
三、治疗 ·············· 30
第二节 吸入性肺炎 ·············· 30
一、定义与症状 ·············· 30
二、预防 ·············· 31
三、治疗 ·············· 31
第三节 外伤性癫痫 ·············· 32
第四节 深静脉血栓 ·············· 32
一、定义与特点 ·············· 32
二、预防和治疗 ·············· 33
第五节 肌肉痉挛 ·············· 35
第六节 关节挛缩 ·············· 35
一、原因与机制 ·············· 35
二、预防和治疗 ·············· 36

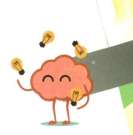

　　第七节　异位骨化 ······ 37
　　第八节　骨质疏松症 ······ 37
　　　　一、定义、原因和临床表现 ······ 37
　　　　二、预防与治疗 ······ 37

6 第六章　脑外伤患者的恢复过程
　　　　一、脑外伤患者的恢复特点 ······ 39
　　　　二、昏迷患者的苏醒过程及特点 ······ 39

7 第七章　脑外伤患者的常见功能问题
　　第一节　意识 ······ 42
　　第二节　身体问题 ······ 43
　　　　一、头痛 ······ 43
　　　　二、睡眠改变 ······ 43
　　　　三、疲劳或体力下降 ······ 44
　　　　四、眩晕 ······ 44
　　　　五、平衡问题 ······ 44
　　　　六、感觉改变 ······ 44
　　　　七、肌肉痉挛 ······ 45
　　　　八、肢体瘫痪 ······ 45
　　第三节　认知问题 ······ 45
　　　　一、意识错乱 ······ 46
　　　　二、注意力问题 ······ 46
　　　　三、记忆问题 ······ 46
　　　　四、信息处理问题 ······ 46

五、决策困难和不能解决问题 ……………… 47
　第四节　交流沟通问题 ……………… 47
　第五节　行为和情绪问题 ……………… 48

第八章　患者在医院进行的康复治疗
　第一节　早期康复治疗 ……………… 49
　　一、康复目标 ……………… 49
　　二、康复治疗策略 ……………… 49
　第二节　恢复期康复治疗 ……………… 51
　　一、康复目标 ……………… 51
　　二、康复治疗策略 ……………… 51

第九章　如何预测脑外伤患者的结局

第十章　脑外伤患者在身体及日常活动中的问题及应对方法
　第一节　身体及日常活动中的常见问题及应对方法
　　……………… 56
　　一、头痛 ……………… 56
　　二、睡眠改变 ……………… 59
　　三、疲劳及体力下降 ……………… 62
　　四、眩晕 ……………… 64
　　五、平衡障碍与跌倒 ……………… 67
　　六、感觉异常 ……………… 69
　第二节　身体及日常活动中的其他问题及应对方法
　　……………… 70
　　一、肌肉痉挛 ……………… 70
　　二、肢体瘫痪 ……………… 76
　　三、大小便功能问题 ……………… 78

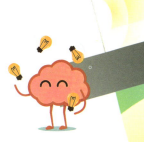

　　四、进食改变 …………………………………… 79
　　五、视物困难 …………………………………… 82
　　六、功能失用 …………………………………… 84
　　七、异位骨化 …………………………………… 85
　　八、癫痫 ………………………………………… 86

11 第十一章　脑外伤患者的认知问题及应对方法

第一节　脑外伤患者的常见认知问题及应对方法　91
　　一、什么是认知 ………………………………… 91
　　二、什么是认知康复 …………………………… 91
　　三、脑外伤后容易产生的认知问题 …………… 91
　　四、注意障碍 …………………………………… 91
　　五、记忆障碍 …………………………………… 97
　　六、推理或判断问题 ………………………… 103
　　七、执行功能障碍 …………………………… 105

第二节　居家认知康复的应知应会 ……………… 108
　　一、居家认知康复的原则 …………………… 108
　　二、居家认知康复的总体策略 ……………… 108
　　三、居家认知康复的主要模式 ……………… 109
　　四、居家认知康复的注意事项 ……………… 110

12 第十二章　脑外伤患者的交流问题及应对方法

第一节　脑外伤患者的常见交流问题及应对方法　112
　　一、吐字不清 ………………………………… 112
　　二、谈话启动困难 …………………………… 118

三、找词困难 …………………………………… 120
　　四、跟随谈话困难 ……………………………… 122
　　五、阅读理解困难 ……………………………… 124
第二节　脑外伤患者其他的交流问题及应对方法 129
　　一、发音错误 …………………………………… 129
　　二、轮流交谈中断或困难 ……………………… 131
　　三、选择话题困难 ……………………………… 133
　　四、书写困难 …………………………………… 136
　　五、非言语交流困难 …………………………… 138
第三节　改善脑外伤患者交流问题的原则 ……… 140

第十三章　脑外伤对患者行为和情绪的影响及应对策略

第一节　脑外伤常见的行为问题及应对策略 …… 143
　　一、沮丧、愤怒或攻击 ………………………… 143
　　二、冲动或缺乏自控力 ………………………… 144
　　三、判断力下降 ………………………………… 146
　　四、缺乏动力 …………………………………… 147
　　五、持续言语 …………………………………… 147
　　六、缺乏社交技巧 ……………………………… 147
　　七、性行为改变 ………………………………… 149
　　八、自我意识障碍 ……………………………… 149
第二节　家庭和社区内行为问题的管理办法 …… 152
第三节　脑外伤患者常见的情绪问题 …………… 153
　　一、抑郁 ………………………………………… 153
　　二、焦虑 ………………………………………… 154
　　三、情绪波动（情绪不稳）…………………… 155
　　四、自尊变化 …………………………………… 156
第四节　脑外伤患者情绪或人际问题治疗方法 … 156

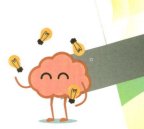

14 第十四章　正常回归社会

第一节　生活技巧和居家环境改造 ……… 159

第二节　返回工作岗位 ……… 164

第三节　返回学校学习 ……… 165

第四节　业余兴趣 ……… 167

　　一、康复机构中的兴趣活动 ……… 167

　　二、社区机构中的兴趣活动 ……… 168

第五节　驾驶评估和康复 ……… 168

第六节　社区康复 ……… 170

15 第十五章　脑外伤患者的家属与照护者

第一节　家属对脑外伤患者的常见反应 ……… 172

第二节　脑外伤对亲情关系的影响 ……… 173

第三节　脑外伤后家属面临的压力来源 ……… 174

第四节　家庭应对脑外伤患者的方法 ……… 175

第五节　家庭心理疏导 ……… 179

16 第十六章　脑外伤居家常用医疗知识

第一节　癫痫的发作处理常识 ……… 180

　　一、什么是癫痫 ……… 180

　　二、脑外伤后为什么会发生癫痫 ……… 180

　　三、癫痫对脑外伤患者的危害性 ……… 180

　　四、癫痫发作时的临床表现 ……… 181

　　五、癫痫发作的处理常识 ……… 181

　　六、抗癫痫药物的使用及用药后观察 ……… 182

七、癫痫发作停止后的护理 …………………… 182
　　八、癫痫用药的知识指导 ……………………… 183
　　九、心理护理及健康指导 ……………………… 183
　第二节　脑室分流引流术后护理知识 ……………… 183
　　一、外伤性脑积水 ……………………………… 183
　　二、什么是脑室-腹腔分流术 ………………… 184
　第三节　昏迷患者的营养支持 ……………………… 187
　　一、脑外伤后机体发生的代谢变化 …………… 187
　　二、昏迷患者给予营养支持的好处 …………… 187
　　三、营养状态的评估方法 ……………………… 188
　　四、营养支持途径 ……………………………… 188
　　五、PN 与 EN 的优缺点 ……………………… 188
　　六、PN 成分及输注方法 ……………………… 189
　　七、EN 配方的种类 …………………………… 189
　　八、临床上常用的 EN 制剂 …………………… 190
　　九、EN 的使用方法 …………………………… 190
　　十、昏迷患者 EN 并发症的预防和护理 ……… 190
　　十一、EN 患者家属护理注意事项 …………… 192
　第四节　脑外伤低颅压综合征患者护理常识 …… 193
　　一、什么是脑外伤低颅压综合征 ……………… 193
　　二、脑外伤低颅压综合征的原因 ……………… 193
　　三、脑外伤低颅压综合征的患者会出现的症状　193
　　四、脑外伤低颅压综合征的治疗 ……………… 194
　　五、脑外伤低颅压综合征患者的家庭护理 …… 194
　　六、脑外伤低颅压综合征的预防 ……………… 195

第一章 脑外伤

第一节 什么是脑外伤

一、脑外伤的定义

脑外伤（TBI）又称颅脑创伤，一般指外力作用于头部引起的颅脑组织及器官的损伤。

二、脑外伤的流行病学

（一）脑外伤发生的普遍性

脑外伤是全球重要的公共卫生问题，是35岁以下人群的首要致残原因。据统计，全球每年有近1000万人发生脑外伤，其中580万人死于脑外伤，占世界死亡人口的10%。

（二）脑外伤发生的情况

不同国家、不同地区的脑外伤发病率不一致。世界卫生组织（WHO）的研究显示，轻度脑外伤的发病率为（100~300）/10万。在美国，每年约170万人发生脑外伤，其中5.2万人死于脑外伤，占美国伤害相关死亡的30.5%。

在我国，脑外伤的发病率约为100/10万，其中，西部地区的脑外伤发病率高于我国平均水平，为（150~200）/10万，其死亡率达10.8%。

第二节 脑外伤对患者的影响与结局

一、脑外伤对患者的影响

头部受伤的轻重程度、区域大小以及受伤位置不同，脑外伤的临床症状也不一样，可能会表现为躯体运动、感觉、语言（听、说、读、写的一个方面或几个方面）或智力活动（注意力、记忆力、计算力、逻辑思维能力等）不同程度的损害。广泛的、弥散的脑损伤还会导致意识障碍，如意识模糊、昏迷等。

头部受伤3个月后，患者可能仍有一些症状，如头痛、头晕、疲乏、睡眠障碍、记忆力下降、精力不济、工作能力下降等，但检查神经系统却未发现问题，这种情况称为"脑外伤后综合征"。脑外伤后综合征的发病原因仍未完全明了。目前认为可能是脑轻微器质性损伤、患者的身心因素及社会因素共同造成的。脑外伤无论轻重，都会引起一系列不同程度的脑组织病理生理改变。

二、脑外伤的结局

（一）后遗症

轻型脑外伤一般短期内可恢复，不留后遗症。中型、重型、特重型脑外伤愈后常伴有不同程度的功能障碍，后遗症较多、较重。

（二）康复治疗能减少功能障碍，减轻后遗症

康复治疗越及时、越系统、越正规，越能降低脑外伤后残疾发生的可能，提高患者的日常生活自理能力，减轻患者家庭的压力和社会负担。

（袁　华　刘慧琳）

第二章 认识大脑

第一节 脑的解剖

一、脑的位置和周围环境

(一)脑的位置

脑位于颅骨内,下接脊髓。脑与颅骨之间有脑脊液。坚硬的颅骨为脑组织提供保护,脑脊液缓冲外界压力,也有保护、支持脑组织的作用。

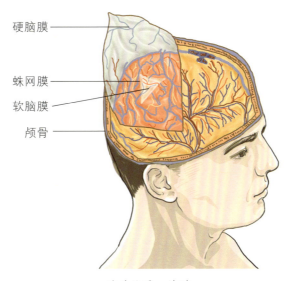

脑的位置、被膜

(二)脑与神经系统的关系

脑是神经系统的一部分。神经系统包括中枢神经系统和周围神经系统,中枢神经系统包括脑和脊髓,周围神经系统包括与脑和脊髓相连的神经,即脑神经、脊神经和内脏神经。

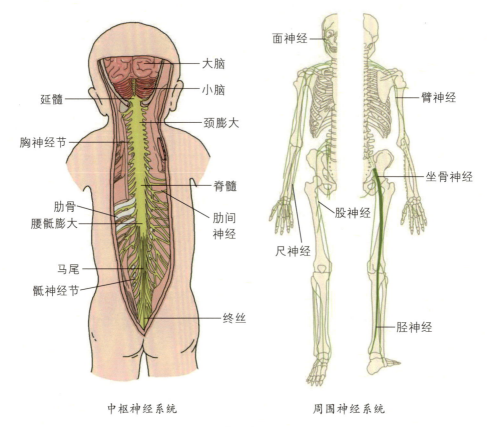

神经系统

（三）脑膜的分层

脑的表面包有三层被膜，由外向内依次是硬脑膜、蛛网膜和软脑膜。脑膜有支持、保护脑的作用。

硬脑膜坚韧而有光泽，由两层合成，外层与颅骨连接疏松，内层比外层厚，内、外层之间有神经和血管。当这些血管损伤时，可形成硬膜外血肿。

蛛网膜薄且透明，缺乏血管和神经。脑脊液充满蛛网膜与软脑膜之间的腔隙。

软脑膜覆盖于脑表面并伸入脑表面的沟裂当中。软脑膜虽薄，却富有血管和神经。部分软脑膜上的血管反复分支，连同软脑膜一起形成脉络丛，产生脑脊液的空隙。

（四）脑脊液的作用

（1）营养作用：脑脊液不断产生，又不断被吸收回流至静脉，类似于淋巴液，可营养脑细胞，并排出脑的代谢废物。

（2）缓冲脑的压力，起保护、支持作用。

（3）调节颅内压力。

脑脊液在回流至静脉受阻时，会导致脑积水和颅内压力升高，压迫脑组织并使其移位，严重情况下会危及生命。

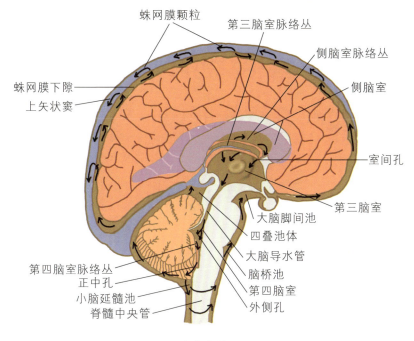

脑脊液循环

二、脑的外形、重量、体积

（一）脑的外形

脑的外形似核桃仁，其质地软，似豆腐。大脑分左右两个半球，脑的表面有许多沟回，凹凸不平，是因其在颅内发育时，表面积增加比颅骨更快而致。凹陷部分称为沟，沟之间突出的长短大小不一的脑组织称为回。大脑沟回间宽度比核桃仁小，沟回数量却比核桃仁多。两大脑半球之间有一道纵行的裂，称为大脑纵裂，两大脑半球通过胼胝体连接起来。

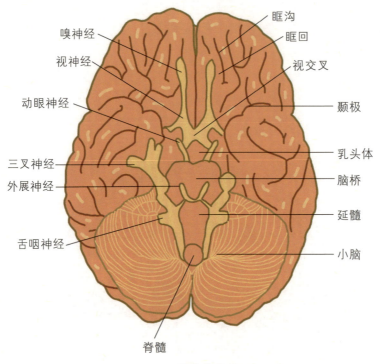

脑的底面观

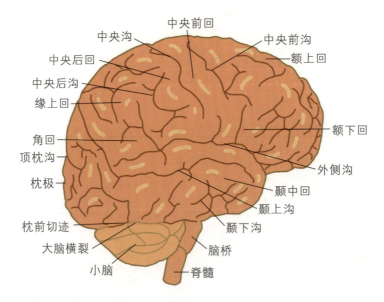

脑的侧面观

（二）脑的重量

成年人脑的平均重量为 1400 克，约为体重的 3%。

（三）脑的表面积

脑体积不大，但因其表面凹凸不平、沟回众多，表面积可达到 2200 平方厘米。

三、脑的组成

（一）脑的微观组成

脑由 140 亿个高度联系的神经细胞和神经胶质细胞组成，神经胶质细胞起支持、营养、保护和修复作用，其数量是神经细胞的 5~10 倍。

神经细胞分为胞体和突起，较长的突起被髓鞘和神经膜包裹形成神经纤维。神经细胞的形态似系有细线的气球，气球即胞体，细线则是神经纤维。从功能上看，胞体则类似电脑，神经纤维类似电缆线，数亿个胞体组成了人脑这个"超级电脑"，数亿根电缆（神经纤维）又被绝缘导线（神经内膜、神经束膜、神经外膜）反复编排、组合集束成不同的电缆线，即神经。

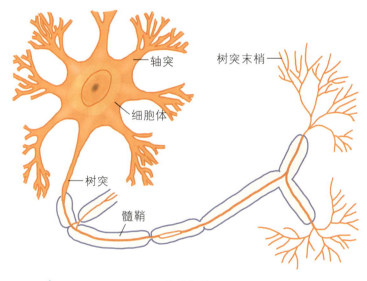

神经细胞

（二）灰质与白质

脑部神经细胞的胞体主要集聚在脑的表面，厚 2~3 毫米，在新鲜标本中细胞色泽灰暗，故称为灰质，又因其在脑的表面，又称为皮质。

神经纤维集聚的部位，色泽白亮，称为白质，其部位被皮质包绕而处于深部，又称为髓质。

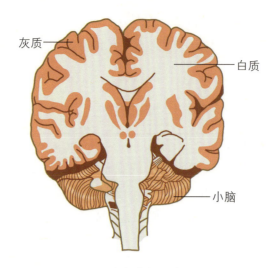

脑的灰质与白质

（三）脑的分部

脑分成六个部分：端脑、间脑、中脑、脑桥、延髓和小脑。通常将中脑、脑桥和延髓合称为脑干。端脑通常称为大脑。

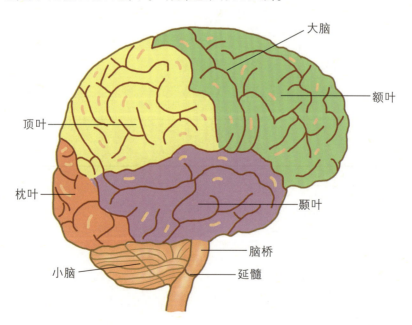

脑的组成

（四）左脑和右脑

通常所称的左脑、右脑，是指端脑的两个大脑半球。

四、脑的营养

脑的重量约占体重3%，但耗氧量达到全身耗氧量的25%。血液占脑成分的80%，是其主要的营养供应来源。由颈内动脉和椎动脉向脑输送营养物质和氧，再由静脉带走代谢产物。此外，脑脊液也有一定的营养作用。

第二节 脑的功能

脑相当于人体的"司令部"，脊髓相当于级别较低的"指挥中心"，神经及其连接的身体各系统、器官是"一线作战单位"。脑属于高级神经中枢，它的决策与指令也要通过脊髓传达到神经及其连接的身体各系统、器官。

一、大脑的功能

（一）感觉中枢的位置及作用

躯体感觉中枢位于额叶中央后回，处理来自对侧半身的痛觉、温度觉、触觉、压觉、位置觉及运动觉；视觉中枢位于枕叶，处理视觉信息；听觉中枢位于颞叶，处理听觉信息；嗅觉中枢位于额叶，处理嗅觉信息；味觉中枢位于额叶中央后回，处理味觉信息。

（二）运动中枢的位置及作用

躯体运动中枢位于额叶中央前回，管理骨骼肌的运动。

（三）语言中枢的位置

语言中枢包括位于额叶额下回的说话中枢、位于额叶额中回的书写中枢、位于颞叶颞上回的听觉性语言中枢及位于顶叶的阅读中枢。

（四）大脑各叶的功能

额叶的功能与躯体运动、发音、语言及高级思维运动有关。顶叶的功能与躯体感觉、味觉、语言有关。枕叶的功能与视觉信息的整合有关。颞叶的功能与听觉、语言和记忆功能有关。边缘叶的功能与内脏活动、情绪反应有关。

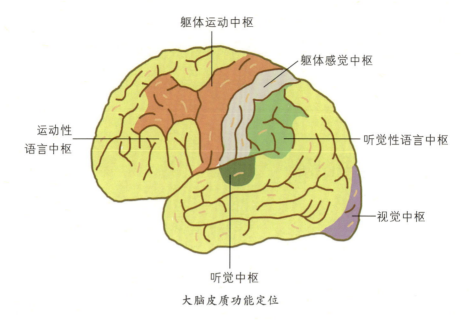

大脑皮质功能定位

二、小脑的功能

小脑是重要的运动调节中枢，维持身体平衡，调节肌张力和骨骼肌随意运动。小脑损伤时，可能会出现速度、力量或距离控制上的障碍，或有眼球不自主摆动（眼球震颤），或运动时肢体震颤、有节奏不随意摆动（且距离目标越近震颤越剧烈），或平衡失调、走路左右摇摆等情况。

三、脑干的功能

脑干与脑的其他部分及脊髓均有密切联系，参与所有神经系统的重要活动。尤其与人体的生命活动如呼吸、体温调节、睡眠、基本意识维持等关系密切，是人体的"生命中枢"。

四、脑的工作模式

（一）脑的工作如同社交网络与联合指挥部

脑作为人体的"司令部"，其工作模式更像"联合指挥部"，即功能相近的神经元集聚在一起，成为某一功能的神经中枢（如书写中枢、躯体运动中枢等），就像一间间"办公室"，这些"办公室"与其外的神经元构成了脑的联合指挥部。一间"办公室"损毁，或可在邻近区域重建"办公室"，但因高度分工的缘故，这种"重建"不完全，尤其是在损毁较严重的情况下。

脑中神经元的工作模式也可被比作社交网络。构成脑的神经元之间联系密切，其工作方式并非简单的"存储－提取"，而是像社交网络的方式。社交网络的某一处联系断裂，也可由其他路径补偿或建立新的联系。同样，是否能建立新联系及新联系的功能效率与"断裂"的程度有关。

（二）交叉支配与"双重领导"

脑对感觉、运动的支配呈交叉支配的特点，即左脑处理右侧半身的感觉与运动，右脑处理左侧半身的感觉与运动；而躯干的感觉与运动，主要接受对侧脑的"领导"与"管理"，同时也接受同侧脑一定程度的"领导"与"管理"。

五、脑的潜能

传统观点认为神经不可再生，但新近研究发现，神经有一定程度的再生潜力。脑损伤后，邻近区域或有潜力代替行使其功能的区域，其代替程度取决于受损组织损毁情况和"专业分工"程度，以及伤后训练情况。及时有效的训练，能更大程度地开发邻近区域的替代"潜能"。

（袁　华　胡　旭）

第三章 脑外伤的发生原因和损伤类型

第一节 脑外伤的发生原因

一、原因与损伤机制

(一) 脑外伤的形成

虽然颅骨坚硬,但大脑仍易受到各种外伤。脑外伤的主要原因是交通事故、高处坠落、头部受到外力打击等,身体其他部位的严重创伤也可传递到脑部造成颅脑的间接暴力伤。直接暴力伤可分为加速性损伤和减速性损伤。加速性损伤主要造成受力点部位脑组织损伤,即冲击点损伤;减速性损伤可同时造成受力点部位及对侧脑组织损伤,即冲击点损伤和对冲伤。

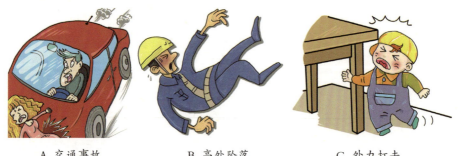

A. 交通事故　　　　B. 高处坠落　　　　C. 外力打击

脑外伤的原因

(二) 脑外伤的损伤机制

(1) 突然的头部加速运动,与猛击头部一样,可引起脑组织损伤。

(2) 头部快速撞击不能移动的硬物,或者突然减速运动,是常见的脑外伤原因。

(3) 由于惯性作用,受撞击处对侧位置的脑组织,碰撞坚硬且凸起的颅骨,造成撞击部位对侧的脑损伤,被称为"对冲伤"。

（三）脑外伤时脑组织的变化

严重的脑外伤会牵伸、扭曲或撕裂脑内的神经、血管及其他组织，从而可能会引起颅内出血和脑水肿。颅内出血和脑水肿使颅内压力升高，脑进一步受到压迫，遭到破坏。

颅内升高的压力将脑向下推移，使上部的脑组织和脑干进入与之相连的孔道，称为脑疝。小脑和脑干被压向狭窄的孔道，很容易被"卡"住。脑干有维持呼吸和心跳的重要功能，故脑疝可能是致命的。

脑外伤时，即使颅骨未损伤，大脑也难以避免损伤。有时很轻的头部外伤也可能引起严重的脑损伤。

老年人脑外伤后极易引起大脑周围组织出血（硬脑膜下出血），服用抗凝药物预防血栓的人也是外伤后硬脑膜下出血的高危人群。脑损伤常引起不同程度的永久性功能障碍，这主要取决于损伤是在脑组织的某个特定区域（局灶性）还是广泛性的损伤（弥散性）。

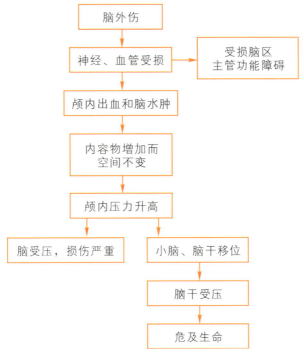

脑外伤时脑组织的变化

二、预防

（1）遵守交通规则，不闯红灯，驾车或乘车时系好安全带。

（2）进入施工工地、从事高空作业时，遵守安全工作规章制度，佩戴合格安全帽。

（3）进行较激烈、有可能发生剧烈撞击的运动时，佩戴质量较好且具有缓冲功能的安全帽。

第二节　脑外伤的损伤类型

一、头皮损伤

头皮损伤又可分为头皮血肿、头皮裂伤、头皮擦伤及头皮挫伤。

（一）头皮血肿

头皮血肿多因棍、棒等钝器击打造成。根据血肿部位的不同，可分为头皮下血肿、帽状腱膜下血肿、骨膜下血肿。

1. 头皮下血肿

头皮下血肿常见的原因是产伤、碰伤。头皮下组织层富含血管、神经及淋巴，受伤后易出血及水肿。此类血肿体积小，内部压力大，压痛明显。位置在受伤部位的中心，中心硬、周围软，触摸时没有波动的感觉。

2. 帽状腱膜下血肿

帽状腱膜下血肿的原因是暴力损伤。此种血肿常蔓延到整个头部，血肿范围广、内部压力小，触摸时能明显感觉像水一样波动（给气球灌上水，用手指按压气球的感觉），疼痛感较轻。因为出血较多，可有贫血表现，如皮肤苍白、头晕、耳鸣等，婴幼儿可导致失血性休克（皮肤苍白、湿冷，心动过速或严重缓慢，脉搏减弱，神志不清）。

3. 骨膜下血肿

骨膜下血肿多由血液积聚在骨膜与颅骨表面引起。其特点为血肿不超过颅缝，多局限在骨缝范围内，内部压力大，常伴有颅骨骨折。

第三章　脑外伤的发生原因和损伤类型

（二）头皮裂伤

头皮裂伤是由锐器或钝器直接作用于头皮所致，可伴有剧烈头痛。头皮血管丰富，即使伤口不大，头皮裂伤出血也会较多，可致失血性休克。由于伤口处常混杂有头发等杂物，易感染。对于开放性头皮裂伤，早期应清除伤口中的异物，缝合伤口，预防感染尤为重要。

（三）头皮擦伤

头皮擦伤仅限于头皮表层的轻微损伤，能看到不同程度的表皮脱落，创面常不规则，且有少量的出血。

（四）头皮挫伤

头皮挫伤是由头部钝器（榔头、铁锤之类）伤或头部碰撞伤所致，在头皮表面能看到局限性的擦伤，擦伤处周围有肿胀，可有青紫、瘀血，按压时感觉比较硬，同时有头皮下血肿。其特点是头皮较表浅的部分受伤，但头皮完整性没有被破坏。

二、颅骨损伤

颅骨损伤包括颅盖骨骨折和颅底骨折。

（一）颅盖骨骨折

颅盖骨骨折大多是颅骨断裂，也可以是部分裂开。颅盖骨骨折可以是一处或几处骨折，也可以是某一处的粉碎性骨折。

（二）颅底骨折

颅底骨折大多是外力造成头部挤压变形，如头部垂直打击、垂直坠落等。

三、脑损伤

脑损伤可分为原发性脑损伤和继发性脑损伤。原发性脑损伤又包括脑震荡、脑挫裂伤和弥漫性轴索损伤；继发性脑损伤包括硬脑膜外血肿、硬脑膜下血肿和脑内血肿。

（一）脑震荡

1. 什么是脑震荡

脑震荡是头部遭受外力打击后，立即发生的短暂的脑功能障碍。无肉眼可见的神经组织损伤。

2. 脑震荡的临床表现

（1）短暂性意识障碍，即受伤当时就出现神志不清或完全昏迷，此症状为短暂性的，且可以恢复，一般持续几秒或几分钟。

（2）逆行性遗忘，即患者清醒后记不起受伤时及受伤前一段时间内的情况，但对很早以前的事仍记得。

（3）其他症状，如头痛、头晕、恶心、呕吐、耳鸣、失眠等。

（二）脑挫裂伤

1. 什么是脑挫裂伤

脑挫裂伤大多是由暴力直接作用，或是在外力打击的对侧部位发生。受伤的脑组织表面出现瘀血、水肿、点片状出血灶，脑脊液变红。严重时脑组织破裂，局部出血、水肿，甚至有脑内血肿。

2. 脑挫裂伤的临床表现

（1）意识障碍。

（2）脑损伤局部症状，如偏瘫、失语、视野缺损等。

（3）颅内压力增高症状，如头痛、恶心、呕吐等。

（4）生命体征变化，如血压下降、脉搏细弱、呼吸浅快等。

（5）脑膜刺激征，如颈项强直、恶心、呕吐等。

（三）弥漫性轴索损伤

1. 什么是弥漫性轴索损伤

弥漫性轴索损伤多是由于头部受到旋转暴力而产生的。脑损伤瞬间产生剪切力会让轴索（神经纤维）局部肿胀、断裂，轴浆流动障碍；神经细胞肿胀、轴索变性。

2. 弥漫性轴索损伤的临床表现

弥漫性轴索损伤常表现为昏迷，血压降低，脉搏增快且波动较大，呼吸减慢。

（四）硬脑膜外血肿

1. 什么是硬脑膜外血肿

硬脑膜外血肿是指血肿在颅骨内板与硬脑膜之间，占创伤性颅内血肿的30%左右。一般在受伤后3天内发生，也有在伤后4天到3周内发生的，但较少见（约占5%）。通常受伤的部位和对侧（对冲伤）同时有血肿发生。

第三章 脑外伤的发生原因和损伤类型

2. 硬脑膜外血肿的临床表现

（1）意识障碍。

（2）颅内压力增高，如血压升高、心跳及呼吸减慢。

（3）神经系统受到损害，如偏瘫、失语等。

（4）脑疝，如眼球震颤、共济失调，呼吸、心搏骤停等。

（五）硬脑膜下血肿

硬脑膜下血肿是指颅内出血积聚在硬脑膜下间隙，在颅内血肿中最常见。常由头部在运动中损伤而引起。受伤后病情恶化迅速，多数患者会持续昏迷。血肿增大到一定程度，会出现脑疝、瞳孔散大，死亡率高。硬脑膜下血肿根据症状出现的时间可分为急性（伤后3天内出现症状）、亚急性（伤后4天至3周内出现症状）和慢性（伤后3周后出现症状）。

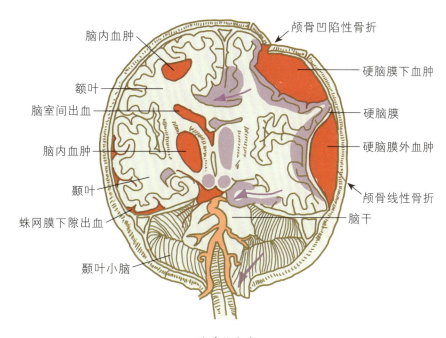

脑外伤分类

（六）脑内血肿

1. 什么是脑内血肿

脑内血肿是指脑组织出血形成血肿，是脑外伤的常见类型。在额叶、颞叶发生较多，多由对冲性脑损伤所致，顶叶或枕叶多由暴力打击所致。脑内血肿根据症状出现的时间可分为急性（伤后3天内出现）、亚急性（伤后4天到3周内出现）和迟发性（伤后3周后出现）。

2. 脑内血肿的临床表现

（1）意识障碍。

（2）神经系统受到损害，如偏瘫、失语等。

（3）恶心、呕吐、头痛及生命体征变化等。

（4）对冲性损伤所致脑内血肿易引起脑疝。出现脑疝后，会有相应的症状出现，如眼球震颤、共济失调，呼吸、心搏骤停等。

（袁 华 琚 芬）

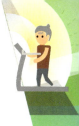

第四章 脑外伤的诊断和治疗

造成脑外伤的原因不尽相同,对于不同损伤机制及损伤程度的脑外伤,诊断及处理原则也不同。

第一节 脑外伤的诊断

一、症状与体征

(一)外伤后头部无流血,同样是脑外伤

患者由于车祸、钝器击打或摔伤,伤及头部来医院就诊。医生诊断为"脑外伤"。患者辩解:"我怎么会是脑外伤?我头没有破,没流血,明明是头里面受伤了,我这是脑内伤。"实际上即使颅骨没有骨折,没有头皮出血,只要是外力导致的头部损伤,统称为脑外伤。

(二)脑外伤后应向医生提供的信息

患者及其家人或在场相关人员应向医生尽可能详细地描述受伤的过程及伤后的病情变化,这些信息对后续的诊断、治疗极其重要。

1. **受伤时间**

受伤时间应具体到年、月、日及时间点,有助于医生正确判断伤情和及时诊断。

2. **致伤原因和致伤物**

详细说明受伤的过程。若是车辆撞伤,应详细描述车辆类型、速度快慢。若是头部钝器伤,应详细描述致伤物名称、大小、重量、性质等。

3. **致伤物的方向、距离、受伤部位及伤员体位**

确定致伤物的方向、距离、受伤部位及伤员的体位,可以在一定程度上推断脑外伤的类型及程度。如跌倒时右侧颞顶部着地,会造成头皮出血、颅骨骨折和硬脑膜外血肿,一般情况也会造成左侧颞部脑组织对冲伤。

4. 院前处理经过及急救转运情况

应详细说明入院前使用过的药物，如止痛、镇静药物，是否用过抗休克药物。急救转运过程中伤情是否平稳，有无加重或减轻。

5. 个人史、既往史

患者以前是否有高血压、心脏病、传染病、过敏史、其他手术史及相关的外伤史，以免造成医源性二次损害。

（三）脑外伤的表现

1. 意识障碍是最突出的表现

意识障碍多在伤后立即出现，一般持续半小时以上，有些可达数小时至数月。

2. 头痛、头晕

头痛、头晕是伤后常见的表现，如果不断加重，应提高警惕。头痛最为多见，约占78%，以整个头部广泛的胀痛及搏动性头痛为主，持久且严重；发作时间不定，以下午为多；发作部位常在额颞部或枕后部，有时累及整个头部，或头顶有压迫感，或呈环形紧箍感，因而终日昏沉、焦躁不安。头痛的发作可因失眠、疲劳、情绪欠佳、工作不顺利或外界的喧嚣而加剧。头晕亦较常见，约占50%。患者可能头晕、目眩，其头晕并非病理性的，而是主观感到头部昏沉、思维不够清晰，或是一种混乱迷糊的感觉。有时患者自认为身体不能保持平衡，常因转动头部或改变体位而加重，但神经检查并无明确的前庭功能障碍或共济失调，给予适当的对症治疗和安慰鼓励后，症状即可减轻或消失，但不久又复发。

3. 神经系统体征

神经系统体征主要包括感觉、肢体运动能力变化，大小便失禁，失聪，视力障碍，腱反射变化，病理征等。仔细检查有助于确定受伤的位置。若一侧肢体的感觉运动障碍，往往提示对侧脑组织损伤。

4. 瞳孔反应

用聚光的手电筒照射眼睛，观察被照射一侧和对侧的瞳孔，瞳孔的不同反应能提示受伤的部位。如果伤后一侧瞳孔立即散大，光反应消失，患者意识清醒，一般为动眼神经原发损伤；若双侧瞳孔大小不等且多变，表示中脑受损；若双侧瞳孔极度缩小，光反应消失，一般为脑桥损伤；如果一侧瞳孔先缩小，继而散大，光反应差，意识障碍加重，为典型的小脑幕

第四章　脑外伤的诊断和治疗

切迹疝表现；若双侧瞳孔散大固定，光反应消失，多为濒危状态。

5. 生命体征

脑外伤后一般会出现呼吸、脉搏浅弱及节律紊乱，血压下降，经数分钟至十多分钟后可逐渐恢复正常。如果患者脑外伤后生命体征紊乱时间延长，且没有恢复迹象，表明脑干损伤严重；如果患者脑外伤后生命体征已恢复正常，随后逐渐出现血压升高、呼吸和脉搏浅弱，常提示颅内有继发血肿。

6. 脑脊液鼻漏或耳漏

颅底骨折同时伴有硬脑膜和蛛网膜撕裂，脑脊液通过骨折的部位，经鼻或耳流出，称为脑脊液鼻漏或耳漏。由于蛛网膜下隙与外界相通，故易发生颅内感染。伤后立即发生的脑脊液漏，其漏液多混有血液，起初量较多，以后逐渐减少，大多几天内即可自行停止，尤其是耳漏，很少有不能恢复的。鼻漏一般也能自行停止，少数经久不愈。也有伤后数周、数月甚至数年才出现漏液的。偶尔也有脑脊液漏自愈后，过一段时间又复发的情况。

7. 精神症状

患者头部受伤后出现行为不稳定、做事没有目的、注意力不集中等情况，这种症状称为"谵妄"，是外伤后较常见的精神症状。患者在谵妄时的行为常反映其病前的职业特点。有时患者会表现出抵抗、吵闹、不合作的现象，还有的会出现打人、脾气暴躁等情况。

8. 遗忘综合征

患者记不住人和事，还会虚构一些人和事，这是脑外伤导致的遗忘综合征，如果有遗忘综合征，患者还容易被惹怒。

二、诊　断

（一）脑外伤症状

1. 头皮损伤

头皮损伤的伤情一般较轻。如头皮擦伤或挫伤，可能有少量出血和轻度肿胀；严重的有裂伤，伤口出血较多；更严重的如血肿，头皮下的整个帽状腱膜下都可能充满血液；最严重的是头皮撕脱伤，多数是因为头发卷入机器或车轮中所致，易发生休克。

2. 颅骨骨折

颅骨骨折比头皮损伤严重。颅骨骨折又分为颅盖骨骨折和颅底骨折。

颅盖骨骨折中的线形骨折，有可能造成血管破裂出血，产生严重后果；颅骨凹陷骨折也可能刺伤血管及压迫脑组织，产生比较严重的后果。颅底骨折容易损伤脑组织，产生各种严重的后果。最严重的是脑组织损伤，会造成机体相应区域的功能损害，如偏瘫、失语等。

3. 脑震荡

脑震荡为脑外伤后立即昏迷，数秒到数分钟不等，多不超过半小时，醒后出现头痛、呕吐、恶心、对损伤情况多不能记忆，神经系统检查无异常。

4. 脑挫裂伤

脑挫裂伤后一般昏迷时间较长，可持续数日、数周甚至数月，意识不清、嗜睡或深度昏迷，神经系统检查（脑膜刺激征）能发现问题，光照眼睛时，瞳孔不缩小或缩小不明显。

5. 颅内血肿

颅内血肿的典型症状为伤后立即昏迷，以后逐渐清醒，伴剧烈头痛、烦躁不安、恶心、呕吐、颈项僵硬，不久再次进入昏迷状态。在第二次昏迷时出现患侧瞳孔散大且固定，对光反应消失，肢体瘫痪。

（二）脑外伤须做的检查

1. 影像学检查

（1）X线平片：可了解颅骨骨折范围、凹陷深度、颅内异物、骨碎片分布及气颅等情况，是开放性脑外伤时需要做的常规检查。

（2）计算机断层成像（CT）：可明确脑外伤的部位和范围，了解有无继发颅内血肿，并对异物或骨片的位置、分布进行精确定位。

（3）脑血管造影：当怀疑有血管病变时，会做此项检查。在没有CT机的情况下，可根据血管形态确定血肿的存在。

（4）磁共振成像（MRI）：某些情况（颅后窝病变）在CT显示不好时，须做MRI检查。MRI看颅内软组织结构比CT好，能够在病情稳定后判断受伤范围和估计伤口恢复情况。

2. 腰椎穿刺

腰椎穿刺是神经科最常用的操作技术。目的在于通过脑脊液了解颅内有无活动性出血及继发感染。

3. 神经电生理检查

神经电生理检查是指人体周围神经、中枢神经及肌肉的相关生物电位

第四章 脑外伤的诊断和治疗

检查。目的在于了解中枢神经或周围神经的功能状态。

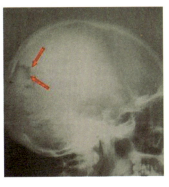
X 线平片

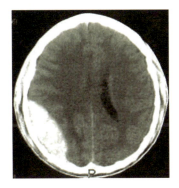
CT

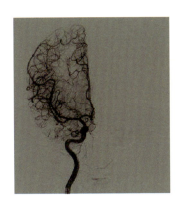

脑血管造影

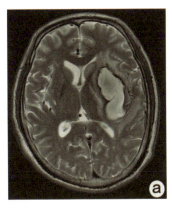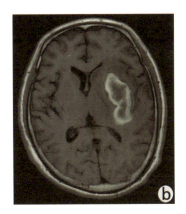

MRI

（1）脑电图：是从头皮上将脑部的自发性生物电位加以放大记录而获得的图形，是通过电极记录下来的脑细胞群自发性、节律性的电活动。

要诊断脑部的疾病，通常都要做此项检查。急诊抢救脑外伤患者，可以用脑电图来观察脑的功能，还可以帮助判断伤后恢复情况，是诊断脑死亡的重要依据。

（2）诱发电位：通过观察诱发电位分析了解脑功能状态。

（3）脑干听觉诱发电位：是利用计算机技术，通过短声刺激，在脑干不同部位水平收集信息的技术，此项技术对患者没有损伤。

（4）其他：肌电图、视频脑电图、视觉诱发电位、运动诱发电位、脑磁图等。

第二节　脑外伤的治疗

一、急救处理

（一）院前急救

院前急救是指意外发生后，现场人员呼救并采取必要的措施，等待救护车到达后，专业医生进行急救处置并将患者送达急诊室这段时间的医疗救护工作。普通群众也需要具备一定的院前急救知识，为后续的专业救治提供条件。院前急救知识包括抢救生命、缓解症状、稳定情绪和协助转运。脑外伤急症占有相当比例。予以其正确、及时的处理可减轻患者痛苦，并使其转危为安，进而为下一步抢救创造条件；反之，则有可能延误病情甚至危及生命。院前急救的目的在于为原发性脑外伤提供恢复条件，避免继发性脑外伤。

（二）脑外伤的急救处理

脑外伤的急救处理十分重要，是提高救治水平的第一步。急救的处理原则是在宝贵的"黄金1小时"内快速准确判断受伤部位、类型，对伤情进行现场评估，进行有效的心肺复苏。脑外伤的急救处理主要包括两方面。

1. 伤口局部处理

（1）伤口止血，采用加压包扎、缝合，后者止血更为可靠。

（2）允许不清创，待转诊由上级医疗单位重新处理。

（3）异物、血块、骨片不能轻易移除，以免引起大出血。

（4）开放性脑外伤脑组织外露，应予以保护。

（5）脑脊液鼻漏或耳漏时不能予以堵塞，防止继发颅内感染。

2. 全身性治疗

（1）抗癫痫，抗休克。

（2）开放性脑外伤应早期应用抗菌药物及破伤风疫苗。

（3）有明显颅内高压症状时，先行脱水，可使用甘露醇、甘油果糖等，快速有效降低颅内压，防止脑疝的发生。

（4）给予吸氧、输液等一般支持治疗。

（5）慎重使用麻醉镇痛剂，如杜冷丁，防止药物掩盖患者的病情，延误医治。

（6）应用糖皮质激素。

二、治　疗

（一）脑外伤的常用药物治疗

1. 脱水剂

（1）高渗性脱水药：甘露醇、甘油果糖。

（2）利尿性脱水药：呋塞米、托拉塞米。脱水药的应用不仅可以减轻脑水肿、降低颅内压，还可以改善脑供血，使患者"转危为安"。

2. 钙离子拮抗剂

早期应用尼莫地平可以保护脑细胞，减轻进一步的损害。

3. 镇静剂

硫酸吗啡、咪达唑仑、芬太尼、丙泊酚等都属于镇静剂。脑外伤严重且伴躁动的患者可选择性使用镇静剂。镇静剂对脑外伤患者除了有镇静、镇痛作用外，还能改善大脑氧代谢率、大脑血管调节功能，预防癫痫发生。

4. 糖皮质激素

糖皮质激素包括地塞米松、泼尼松、甲泼尼龙、氢化可的松等，其主要作用是减轻神经损伤和脑水肿，促进神经功能恢复。

5. 营养神经类药物

这类药物包括纳洛酮、鼠神经生长因子、奥拉西坦、依达拉奉、神经节苷脂类、胞磷胆碱、艾地苯醌等，其作用在于抗氧化、清除氧自由基、保护神经元、营养神经细胞、稳定细胞膜,有改善预后、降低致残率的作用。

(二)亚低温脑保护治疗及其在脑外伤治疗中的作用

亚低温脑保护即用低温保护受损脑组织,主要是降低脑组织的温度。亚低温分为轻度低温(32~35℃)和中度低温(28~32℃)。低温是否具有保护脑和其他组织的作用,一直是国内外关注的焦点。在没有专业救治前,可给患者脑部冰敷,起到脑保护的作用,在一定程度上改善后期恢复。

(三)手术指标

脑外伤后颅内出血或水肿导致颅内压不断升高,引起脑移位,出现脑疝征象,对于这种危急状态,需要争分夺秒地进行抢救。对于大脑半球出血量在30毫升以上或小脑出血量在10毫升以上者,均可考虑手术治疗。

(袁　华　冯　枫)

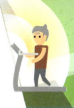

第五章 脑外伤患者的常见并发症

如果患者脑外伤严重，出现昏迷，不能主动进食，四肢活动困难，长时间卧床，营养条件差等症状，容易产生一系列并发症。常见的并发症有压疮、吸入性肺炎、外伤性癫痫、深静脉血栓、肌肉痉挛、关节挛缩、异位骨化、骨质疏松症等。

第一节 压 疮

一、定义与原因

（一）压疮及其影响

压疮又称压力性溃疡，是由于身体局部组织长期受压，发生持续缺血、缺氧、营养不良而导致的组织破损和坏死。脑外伤患者的皮肤压疮在康复治疗、护理中是普遍存在的问题。

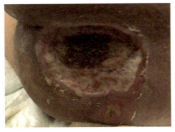
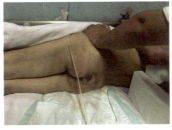
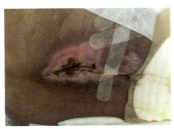

压疮

（二）压疮发生的原因

压疮的发生与自身营养状况、外界环境密切相关。

1. 营养

营养摄入不足，蛋白质合成减少，皮下脂肪减少，肌肉萎缩，致骨隆突处皮肤特别容易受压，受压处缺乏肌肉和脂肪组织的保护，易引起血液循环障碍而出现压疮。

2. 皮肤损伤

石膏绷带和夹板使用不当、大小便失禁、床单皱褶不平、床上有碎屑等，使患者的皮肤潮湿、受到摩擦而出现压疮。

二、预 防

（一）压疮的预防工作

压疮主要是做好预防工作，要求做到五勤，即勤翻身、勤擦洗、勤按摩、勤整理、勤更换。

（二）压疮的预防措施

（1）保持皮肤清洁卫生，完整性好，无异味，无瘙痒。

（2）避免长期局部受压：每 2 小时为患者翻身一次，翻身、变换体位时避免拖、拉、推等动作。骨隆突处使用支具时注意保护皮肤，松紧适宜。

（3）平卧需抬高床头时，一般不高于 30°，半卧位时足跟下垫枕，屈髋 30°，并在腘窝下垫软枕。

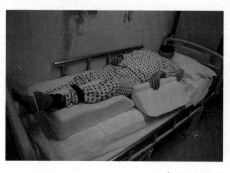
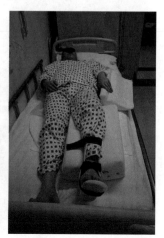

良肢位摆放

第五章　脑外伤患者的常见并发症

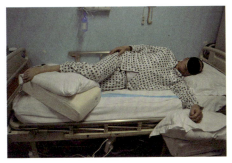
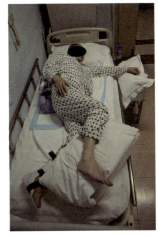

良肢位摆放

（4）采取软枕垫于骨隆突处，还可使用气垫床。

（5）每天给患者进行全身关节被动活动，如果患者能主动活动则更好。

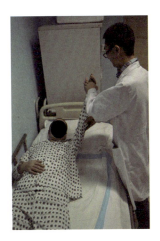
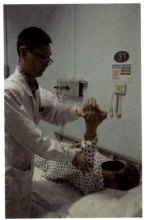
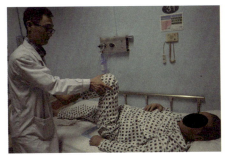

全身关节被动活动

（6）加强营养：保证高蛋白质、高维生素、高热量饮食。

三、治 疗

（一）压疮的创面护理

每天为患者换药，保持伤口清洁，定时更换敷料。

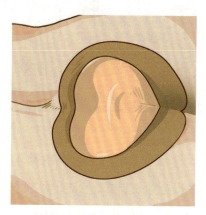

压疮创面敷料

（二）压疮难以痊愈

压疮难以痊愈时应考虑与细菌感染有关，可对创面分泌物进行细菌培养，选取敏感抗生素，对症治疗。

（三）治疗压疮的其他方法

可采用物理治疗方法，常用紫外线、超短波、直流电药物导入、红外线、激光等方法来治疗。

第二节 吸入性肺炎

脑外伤患者常伴有吞咽困难，出现误吸，造成吸入性肺炎。

一、定义与症状

（一）定义

吸入性肺炎指意外吸入异物，如食物、胃内容物及其他刺激性液体和挥发性的碳氢化合物后，引起的化学性肺炎。

第五章　脑外伤患者的常见并发症

（二）吸入性肺炎的症状

吸入性肺炎的主要症状有发热、咳嗽、咳喘、胸痛，严重时可发生呼吸衰竭或呼吸窘迫综合征。

二、预　防

（1）脑外伤患者在进食时，易造成误吸，因此应在患者进食前检查吞咽功能。如不能进食，应采用鼻饲的方法进食。

（2）在患者进食时，先给少量半流食尝试进食。刚开始时先不要让患者喝水、果汁、牛奶或汤等，以避免发生呛咳或误吸。

三、治　疗

（一）一般治疗

除了让患者卧床休息、吸氧、积极排痰外，还可以选用适宜的抗生素来控制感染。

（二）物理治疗

可用超短波疗法、短波疗法、微波疗法、紫外线局部照射、超声雾化吸入等方法治疗肺部感染。

（三）康复治疗

可以进行以下吞咽功能训练，防止误吸，降低再次感染的风险。

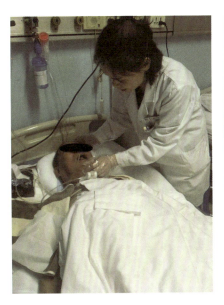
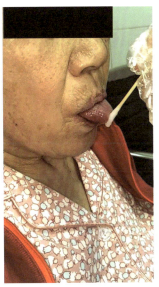

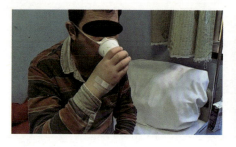 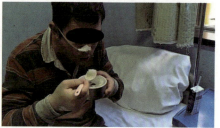

吞咽功能训练

第三节 外伤性癫痫

外伤性癫痫指脑外伤后出现的癫痫发作，是脑损伤后常见的严重并发症，是脑神经元细胞同步化异常放电所致的临床综合征，具有发作性、短暂性、重复性和刻板性的特点。20%的继发性癫痫由脑外伤引起，30%~50%的脑外伤患者并发癫痫，发病率是正常人群的30倍。癫痫会影响患者的预后，降低其生活质量。有关治疗及管理内容详见第十六章。

第四节 深静脉血栓

一、定义与特点

（一）深静脉血栓的形成及其影响

深静脉血栓的形成是指血液在深静脉腔内异常凝结，阻塞静脉管腔，导致静脉回流障碍，引起远端静脉高压、肢体肿胀、疼痛及浅静脉扩张等症状，多见于下肢，可造成不同程度的慢性深静脉功能不全，严重时可致残。

（二）引起深静脉血栓的原因

脑外伤后早期昏迷，四肢不能活动，容易形成深静脉血栓。

（三）易发生深静脉血栓的高危人群

1. 静脉血流滞缓

长期卧床、活动量减少的人群。

2. 静脉壁损伤

手术、同一静脉处因输液反复穿刺、静脉内留置导管的人群。

3. 血液高凝状态

较大的手术、手术中失血、高龄、肥胖、吸烟、糖尿病、心功能不全等人群。

（四）深静脉血栓的常见症状

（1）疼痛。

（2）肿胀。

（3）浅静脉曲张、皮肤温度和颜色的变化（皮肤呈紫红色、皮肤温度升高）。

（4）全身反应：如体温升高（一般低于38.5℃）、脉搏增快等。

（5）肺栓塞：栓子脱落还会导致肺动脉栓塞，出现呼吸困难、胸痛、咯血，部分可致心脏停搏，危及生命。

（6）血栓后综合征：主要表现为肢体沉重不适、肿胀，久站或活动后加重。可伴有静脉性间歇性跛行、浅静脉曲张、皮肤色素沉着、皮肤增厚粗糙、皮肤瘙痒、湿疹样皮炎、经久不愈或反复发作的溃疡等。

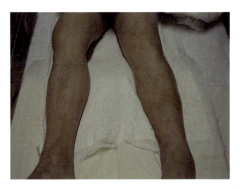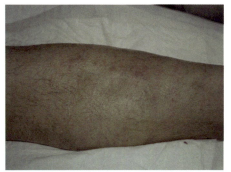

下肢深静脉血栓

二、预防和治疗

（一）日常防治

1. 局部皮肤护理

防止皮肤破溃，用中性、温和的洗剂清洗，保持皮肤清洁、干燥。用毛巾进行湿热敷，每日4次。

2. 饮食应清淡

采用低脂饮食，多吃新鲜蔬菜及水果，忌食辛辣、油腻食物。多饮水，保持大便通畅。便秘者给予缓泻药，必要时给予灌肠。

3. 活动

抬高下肢，早期活动，促进静脉血液回流。如果已经有症状出现，血栓形成1周内应卧床休息，患肢抬高20°~30°，以促进血液回流。注意肢体保暖，不得按摩或做剧烈运动，以免栓子脱落。严禁冷、热敷。

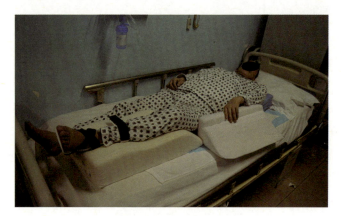

肢体抬高预防静脉血栓

4. 机械预防

（1）腿部间歇梯度充气加压泵：对套在肢体末端的腿套充气和放气，促进血液流动和深静脉血液回流至心脏。

（2）分级压力袜：通过不同程度的外部压力作用于静脉管壁，增加血液流速和促进血液回流。

（二）药物预防

药物预防以抗凝、溶栓为主。抗凝药物包括普通肝素、低分子肝素、华法林等。使用抗凝药物时须监测血凝指标。

急性近端性深静脉血栓的发病时间在2周内，一般情况良好，可行溶栓治疗。应用溶栓药物后，需要密切观察患者的意识、瞳孔变化，有无头痛、恶心、肢体麻木、血压突然升高等颅内出血迹象，以及其他异常出血现象，如牙龈出血、鼻出血、皮下瘀斑、注射部位出血、泌尿系统出血、消化道出血及手术切口的血肿和出血。高度警惕肺栓塞的发生。一旦出现上述情况，请立即联系医生进行处理。

（三）使用弹力绷带和弹力袜的注意事项

使用弹力绷带和弹力袜时，应 24 小时使用，以适当压迫浅静脉，并促使深静脉血液回流。注意观察弹力袜的松紧度，以防引起血液循环障碍。

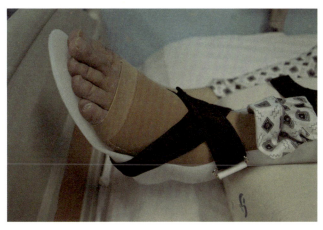

弹力袜

第五节 肌肉痉挛

肌肉痉挛是中枢神经系统损伤后出现肌肉张力异常增高的现象，表现为痉挛性运动障碍及姿势异常。肌肉痉挛是脑外伤后的一个常见的临床征象，也是脑外伤后常见的并发症之一，对患者的日常生活有很大影响，相关的治疗及管理内容详见第十章。

第六节 关节挛缩

一、原因与机制

由于各种原因造成肌肉、肌腱等软组织发生变性，纤维增生使其解剖长度缩短而导致的关节强直畸形。脑外伤患者，特别是损伤严重者，由于肢体肌肉长期痉挛，易出现关节挛缩。

二、预防和治疗

（一）预防措施

应从防治肢体肌肉痉挛着手，若能有效抑制肌肉痉挛，可大大降低关节挛缩的概率。预防方法包括良肢位摆放、物理因子治疗、运动疗法、矫形器的应用等，具体方法见本书后面有关章节。

（二）物理因子治疗

常用超短波疗法、超声波疗法、水疗、蜡疗、按摩等物理因子治疗防治关节挛缩。

（三）运动锻炼

可以为患者做被动运动和牵伸。被动运动是防治关节挛缩的最基本方法。每次运动时要达到关节的最大活动范围，用力程度以轻度痛感为限。

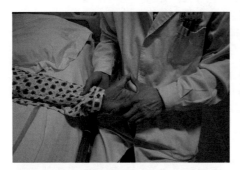
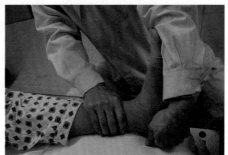
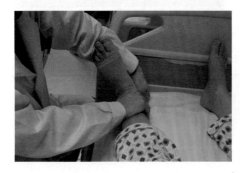
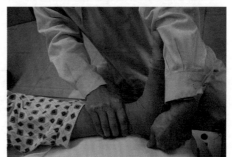

牵伸

（四）使用矫形器

矫形器是防治关节挛缩较有效的方法，尤其是在关节被动运动后，应用矫形器固定关节于功能位，进行持续的牵伸特别重要。

第七节 异位骨化

异位骨化是指在软组织处出现成骨细胞,并形成骨组织。多发生在大关节周围,常见于神经瘫痪的患者。早期局部发热、肿痛,局部出现红斑、关节活动受限;晚期由于骨组织形成,导致关节活动受限。相关的治疗、预防及管理详见第十章。

第八节 骨质疏松症

一、定义、原因和临床表现

(一)定义

骨质疏松症是由于多种原因导致的骨密度和骨质量下降,骨微结构破坏,造成骨脆性增加,从而易发生骨折的全身性骨病。

(二)脑外伤后为什么会发生骨质疏松症

脑外伤后患者营养状况差,长时间卧床,常常伴发骨质疏松症。

(三)骨质疏松症的临床表现

(1)骨痛。

(2)脊柱变形。

(3)严重时甚至发生骨折。

二、预防与治疗

(一)预防骨质疏松症

(1)注意适当进行户外活动,锻炼身体,促进骨代谢,提高骨密度。

(2)日光浴可增加体内维生素 D 的形成,促进钙的吸收。

(3)食用富含钙、低盐和适量蛋白质的均衡膳食。

(4)采取防跌倒的各种措施,加强对患者自身和环境的保护措施(包括各种关节保护器)等。

（二）药物治疗

常用治疗骨质疏松症的药物包括钙剂、维生素D和活性维生素D、降钙素、二磷酸盐、雌激素、异黄酮、氟化物、合成类固醇、甲状旁腺激素等。

（三）运动锻炼

运动锻炼是预防骨质疏松症的重要手段，包括快走、慢跑、太极拳、八段锦等。

（四）物理因子治疗

物理因子治疗对防治骨质疏松症有一定作用，常用的治疗方法有半导体激光全身穴位照射、脉冲磁疗、超声波药物导入、紫外线照射等。

（袁　华　段　强）

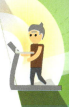

第六章 脑外伤患者的恢复过程

一、脑外伤患者的恢复特点

脑外伤发生后，患者的身体开始自我修复。在大多数情况下，脑肿胀在几周内开始减轻，颅内压也逐渐降低，大脑的机制在几个月内恢复正常。对于大多数中、重度脑外伤患者，在受伤后的前 6 个月恢复最快；即使超过 6 个月，多数患者的病情仍继续改善。患者在严重脑外伤后清醒过来需要一定的时间，恢复过程因人而异。大多数严重的脑外伤患者在几天或几周内清醒，有时也可能需要几个月。

如果患者遭受的是中、重度的脑损伤，其恢复受到以下因素的影响：①损伤程度；②受损部位；③未受损部位；④受伤时的年龄；⑤早期的复苏模式；⑥患者思维混乱持续的时间；⑦是否伴发身体其他部位损伤；⑧受伤前身体的整体健康状况。

脑外伤后患者大部分神经功能将在 6 个月之内恢复，但整个恢复过程可持续至 2 年或更长时间。据统计，轻伤患者的康复治疗需要 1~2 周，其后可在门诊治疗 1~2 个月。中度脑外伤患者的住院期为 4~9 个月。而重伤患者由于记忆差、注意力集中困难，每天的训练往往只能维持很短的时间，且常需要花很长的时间和精力控制其行为障碍，所以需要更长的治疗时间。儿童患者的恢复情况好于成年人。但与成年人相比，儿童患者也有其不利的方面。儿童患者如果存在不同程度的认知障碍，今后其学习能力将受到影响，而成人对受伤前所学的知识往往保留较好。

二、昏迷患者的苏醒过程及特点

很多脑外伤患者受伤后出现昏迷，特别严重者可能死亡或持续停留在昏迷状态，但大部分患者会经历从昏迷到清醒再到高级脑功能恢复的过程。医生会根据过程分期进行针对性管理，常用的有 Rancho Los Amigos

（RLA）标准。RLA标准将患者恢复中出现的认知与行为改变分为8个等级，包括从无反应到有目的的反应，大致反映脑外伤后一般的认知及行为状态。

（一）昏迷阶段（相当于RLA水平Ⅰ级）的特点

昏迷是指患者无意识，没有睡眠-觉醒周期，对周围的世界根本没有反应。在影视剧中，昏迷的患者可被戏剧性地唤醒，现实中严重的脑外伤患者通常是逐渐清醒的。在其他意识迹象出现之前，患者的眼睛可能是睁开的。医生通过从患者能否注意周围的世界或遵从他人的指令来判断患者是否已经清醒。

（二）植物状态阶段（相当于RLA水平Ⅱ级）的特点

如果患者处于植物状态阶段，那么他们白天会睁开眼睛，到了晚上睡觉时间他们又会闭上眼睛，这一规律会很明显。此外，患者可能偶尔用眼睛"跟踪"事物。几乎所有存活下来的严重脑外伤患者都可以恢复白天睁眼、晚上闭眼睡觉的状态。除了小部分严重脑外伤患者呈持续植物状态外，大多数患者可以恢复意识和有目的的行为，经常以出现注视眼前事物和用眼睛"跟踪"事物为标志。如果患者恢复到可以遵循他人指令，说明他已经清醒。

（三）微小意识状态阶段（相当于RLA水平Ⅲ级）的特点

如果患者处于微小意识状态阶段，那么他们可能去伸手够物，经常用眼睛"跟踪"，可能偶尔说话或发出声音，可有情绪表现。患者可能持续停留在微小意识状态阶段，不再进步，但是大多数人的意识状态会进一步改善。

（四）躁动不安状态阶段（相当于RLA水平Ⅳ级）的特点

在这一阶段，患者可能表现为不安、激动或有攻击行为，有时也可出现意识混乱。严重脑外伤的情况下，患者很可能不记得很多事情，他们的行为可能看起来很古怪，与原来的性格也不符。大多数脑外伤患者在几天到几周内度过这个阶段，只有极少数患者可能永远处于这种状态。

受伤后患者不能存储新的信息和记忆的情况称为创伤后遗忘症（PTA），经常与极端错乱同时发生。如果出现这种情况，患者可能表现为：①刚才说过的话，立即就无法回想起来。②重复性的陈述和提问。③混淆自己所处的位置。这些行为是恢复过程的一部分。患者可能不会长期处于这种状态。

第六章 脑外伤患者的恢复过程

（五）意识错乱状态阶段（相当于 RLA 水平Ⅴ级和Ⅵ级）的特点

大多数严重脑外伤患者会经历一段意识错乱的时期，其很难保持连贯的思路，经常混淆了过去和现在的事情。在这个阶段，患者可能不记得新的信息，可能不知道自己在哪里，发生了什么。患者常很难记住医护人员的名字，经常不明白自己为什么住在医院或康复机构。开始时患者的注意力往往很短，随着神志状况逐渐好转，患者重点关注和完成简单任务的能力也逐步提升，记忆力也会改善。

随着病情的恢复，患者的交流会更有意义，可能变得更主动。患者可以自主饮食后，就应该鼓励其尽量下床活动。这样就可以让患者去接受治疗和进行其他活动，促进其功能的恢复。

（六）功能较高水平阶段（相当于 RLA 水平Ⅶ级和Ⅷ级）的特点

虽然大多数脑外伤患者恢复到这个阶段提示病情已经稳定，但是患者可能仍然存在身体、思维和行为方面的问题。患者可能仅仅需要很少的帮助就能够按照时间表去生活。日常事件的记忆也有所改善，但需要更高层次思考的活动（如解决复杂的问题、做出艰难的决策、同时做几件事情），对患者来说可能还是有挑战性的。

在这个阶段，患者能记忆并整合过去和最近的事件，对环境有认知和反应，能学习新的信息和技能。患者能完成所有指令，治疗的效果有所提高，也能意识到治疗的必要性。患者知道自己需要做什么，但是有时执行起来有点麻烦，毕竟患者还未完全恢复到发病前的状态。因此，在压力或紧急情况下，患者仍然会感到不知所措。

（许　涛　韩肖华）

第七章 脑外伤患者的常见功能问题

第一节 意　识

根据伤情的不同，意识障碍的程度可不同，表现为嗜睡、昏睡、浅昏迷、中度昏迷或深昏迷等。意识障碍的程度与脑损伤程度相一致，若昏迷程度深，持续时间长，提示重型脑损伤；若昏迷程度浅，持续时间短，则提示轻型脑损伤。意识障碍还可提示脑损伤的病理类型，如伤后即昏迷，多为原发性脑损伤所致；清醒后又昏迷，多为脑外伤后继发性的脑水肿、脑出血等所致。

国际上常用 Glasgow 昏迷量表（GCS）（表 7-1）来判断急性期脑外伤患者的意识状况。

表 7-1　Glasgow 昏迷量表（GCS）

项目	试验	患者反应	评分
睁眼反应	自发	自己睁眼	4
	言语刺激	大声向患者提问时患者睁眼	3
	疼痛刺激	捏患者时患者能睁眼	2
	疼痛刺激	捏患者时患者不睁眼	1
运动反应	口令	能执行简单命令	6
	疼痛刺激	捏痛时患者拨开医生的手	5
	疼痛刺激	捏痛时患者撤出被捏的手	4
	疼痛刺激	捏痛时患者身体呈去皮质强直	3
	疼痛刺激	捏痛时患者身体呈去大脑强直	2
	疼痛刺激	捏痛时患者毫无反应	1
言语反应	言语	能正确回话，并回答医生提问	5
	言语	言语错乱，定向障碍	4

第七章　脑外伤患者的常见功能问题

续表

项目	试验	患者反应	评分
	言语	说话能被理解，但无意义	3
	言语	能发出声音，但不能被理解	2
	言语	不发声	1

将上述表格中睁眼反应、运动反应和言语反应3个项目的评分相加，如果GCS总计分8分以下，说明患者的意识状态属于昏迷。得分越低，昏迷越深，伤情越重。根据GCS计分及昏迷时间长短，可将脑损伤分为四型。

（1）轻型：GCS 13~15分，伤后昏迷时间在20分钟以内。

（2）中型：GCS 9~12分，伤后昏迷时间在20分钟至6小时。

（3）重型：GCS 6~8分，伤后昏迷或再次昏迷时间持续6小时以上。

（4）特重型：GCS 3~5分。

第二节　身体问题

在脑损伤后，大脑的神经细胞不再正确地发送信息。因此，患者可能出现身体能力方面的变化。脑损伤会影响运动能力，如平衡、移动性、协调、肌力、肌张力及控制；也可能影响身体的感官，包括听力、视力、味觉、触觉等。脑损伤可导致疲劳、癫痫发作和肌肉痉挛等，也可导致大小便功能障碍和吞咽困难。脑外伤对生理的影响，有些会很快得到改善，有些需要一段时间才能改善，而有些则会持续很长时间。因为每位患者病情都不一致，因此，其恢复速度也存在差异。

一、头　痛

头痛在脑外伤患者中很常见。有些患者头痛贯穿于整个病程，而部分患者头痛一段时间后就缓解了。疲劳、压力和既往的偏头痛病史会使脑外伤后头痛变得更严重。脑外伤后头痛通常会随着时间的推移而逐渐改善。

二、睡眠改变

脑外伤后患者的睡眠模式常发生变化。这个问题通常在脑外伤后的前几周至数月最严重。患者常常白天很瞌睡，到了晚上却又睡不着。但大多数患者都能恢复到受伤前的正常睡眠习惯。患者常表现为：①难以入睡（失眠）。②白天爱睡觉，夜间睡不着。③频繁的小睡。④睡得太多或太少。

三、疲劳或体力下降

疲劳是经常困扰脑外伤患者的一个问题。大脑受损后，身体需要大量的能量来促进伤口愈合。脑外伤后，恢复患者的休息和活动模式，需要的时间从数周到数月，差异很大。神志混乱会加重患者的疲劳。对大多数人来说，随着时间的推移，疲劳会逐渐减轻，体力会逐步提高。患者可能表现为：①总是抱怨感到累。②晚上睡眠时间比平时长或白天睡得很多。③体力较差，在完成一件事情后需要休息很长时间才能恢复体力。④思维慢。

感觉疲劳也是脑外伤后正常的反应。患者需要从短时间的活动开始，逐渐增加活动量，直至恢复得越来越好。

四、眩　晕

在正常情况下，平衡感是由大脑接收来自全身多处的信号控制的。脑损伤可以破坏控制平衡的信号。眩晕往往是早期的影响，通常于伤后的前几周消失。患者可能常表现为：①抱怨周围环境正在旋转或移动（眩晕）。②身体失去平衡，不稳定。③头晕、恶心。④快速或突然头部运动时视物模糊。

五、平衡问题

大脑控制人们的身体运动和平衡。脑损伤可影响平衡能力。平衡问题往往是脑损伤后的早期效应。受伤后一段时间或经过物理治疗后症状可消失。患者可能表现为：①行走时不稳，不能独立走或坐。②容易跌倒。③行走时需要扶着家具、墙壁或其他物体。

六、感觉改变

大脑是我们五种感觉（视觉、听觉、味觉、嗅觉与触觉）的指挥中心，当大脑受伤时，每一种感官都可能受损。在受伤后的第一年，针对这些感觉变化，往往没有有效的治疗方法。医生经常使用"等待和观望"的方法，希望感觉变化自行消失。部分感觉变化若长时间仍不消失，手术可能会有帮助。而对于另外一部分患者，医生会建议患者接受治疗和学会接受这种感觉变化的生活。患者可能表现为：①视力变化，如复视、视物模糊或对光敏感。②看事物的某些部位时遇到困难（如不能看到左侧空间的东西）。③听力变化，如沉闷的听力或单耳、双耳耳鸣。④味觉和嗅觉的变化。

七、肌肉痉挛

脑损伤会导致肌肉紧张程度异常增加，称为肌肉痉挛。痉挛的肌肉不易放松。脑损伤后肌肉痉挛常见于严重的穿透性头部损伤。患者常表现为：①不自觉的肌肉紧张和僵硬。②关节挛缩。③关节活动范围受限和姿势异常。

八、肢体瘫痪

左侧大脑控制右侧身体的运动，左侧身体的运动则是由右侧大脑控制。如果患者脑外伤后出现肢体瘫痪，则可能会表现为：①移动速度减慢很多。②难以拾起小物件和移动它们。③身体一侧瘫痪（手臂或腿部无力）。④站立或行走时不稳，看起来很笨拙，不协调。

第三节　认知问题

认知是我们思考和学习的另外一种表述方式。认知变化在脑外伤后很常见。思维发生于大脑，一旦大脑受伤，思维就会受影响。通常情况下，认知问题会随着时间的推移而改善。积极的康复干预，再加上大脑的自愈能力，都有助于思维的改善。但应认识到：患者的认知恢复通常比躯体恢复需要更长的时间。认知问题主要表现在意识错乱、注意力问题、记忆问题、信息处理问题以及决策困难和不能解决问题等。

一、意识错乱

大多数严重脑外伤患者在受伤后会经历意识错乱。这种意识错乱一般只持续几分钟，有时会持续几天甚至几周。如果患者出现意识错乱，可能表现为：①发生事情的重要性定向障碍（患者不确定自己在哪里，不知道时间）。②似乎身处云里雾里，目光呆滞。③混淆过去和现在的事件。④杜撰令人信服的故事来填补记忆空缺。

二、注意力问题

注意力使人们清晰地认知周围现实中某一特定的对象，避开不相干的事物。注意力是学习和记忆的第一步，如果患者很难注意事物，就可能无法产生新的记忆。如果患者存在注意力问题，可能表现为：①不能够专注于一件事情而忽略周围的其他事情。②很容易被噪音分散其注意力，而这种情况受伤前不会发生（如在拥挤的超市里，患者很难专注于与人对话，因为他会被别人的说话和走动分散注意力）。③专心阅读困难。④同时做一件以上的事情变得困难（如边看电视边做饭，边接电话边看孩子）。⑤无法将注意力从一个任务或人转移到另外一个任务或人。

三、记忆问题

记忆功能是人脑的基本认知功能之一。记忆是我们对经历过的事物的一种反应，是对获得的信息的感知、思考、储存及提取的过程。传统三段式记忆模式包括长时记忆、短时记忆和感觉性记忆。大多数脑外伤患者都存在一些记忆问题，以短时记忆障碍多见。随着疲劳的增加，患者的短时记忆会变得更糟。如果患者存在记忆问题，他们可能表现为：①忘记约会。②忘记他人的名字。③无法在日常生活中学习新信息并使用它们。④经常丢失或拿错东西（如钥匙、钱包等）。⑤忘记服用药物或忘记已经服用而再次服用药物。⑥重复问问题或讲相同的故事。

四、信息处理问题

很多脑外伤患者抱怨他们的思考和信息处理速度比以前慢得多，效率也降低了。这些问题随着时间的推移可逐渐改善。如果患者存在信息处理问题，可能表现为：①需要更长的时间回答问题。②以前容易理解的事情，现在要花更长时间才能理解。③花很长时间做出反应和回应。

五、决策困难和不能解决问题

当需要做出决策和解决问题时，大脑需要大量的思考。因此，患者很难做出决策和解决问题。简单的决策和解决问题比复杂的决策和解决问题要容易。如果患者存在决策困难和不能解决问题，可能表现为：①花很长时间做出决定。②做出不适当或潜在有害的决定。③冲动地应对各种情况。④寻找问题的替代解决方法缓慢。⑤倾向于解决"具体"的问题，但做出推论有困难。

第四节 交流沟通问题

在交流沟通过程中发挥作用的因素主要包括行为、记忆、注意力，以及其他思维能力、判断、社交技能和自我意识。交流沟通技巧在日常生活中非常重要。语言和思维是有联系的。语言包括理解、说话、阅读和写作。一旦发生脑外伤，患者可能无法用语言表达自己，这可能令人非常沮丧。很多脑外伤患者在放松的情况下说得很好，但在学校、工作、家庭或在社区等感到紧张的情况下，他们就不能很好地运用这些语言技能了。

当患者大脑的前额叶和颞叶受损时，就会出现交流沟通问题。脑外伤可能会导致一个人交流沟通技巧的变化。这些变化因人而异，取决于受伤程度及受损的位置。每位脑外伤患者都可能会有不同程度的交流沟通问题。如果患者的听力或视力丧失，则交流沟通更加困难。

常见的脑外伤导致的交流沟通问题主要有吐字不清、谈话启动困难、找词困难、跟随谈话困难和阅读理解困难等。此外，还有部分患者表现为发音错误、轮流交谈中断或困难、选择话题困难、书写困难、非言语交流困难等。具体内容详见第十二章。

第五节 行为和情绪问题

大脑控制着人们的行为和感觉，脑外伤会影响人们的行为和情绪。通常大脑额叶的损伤会导致行为和情绪的变化。

脑外伤后的行为变化包括：沮丧、愤怒或攻击；冲动或缺乏自控力；判断力下降；缺乏动力；持续言语；缺乏社交技巧；性行为改变；自我意识障碍。情绪影响可能包括抑郁、焦虑、情绪波动（情绪不稳）、自尊变化。具体内容详见第十三章。

（许　涛　韩肖华）

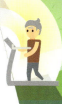

第八章 患者在医院进行的康复治疗

对脑外伤患者的康复治疗可以贯穿患者身体损伤恢复的全过程,以帮助其和家人面对伤病现实、精神和社会能力方面的变化,一般可分为3个阶段:早期、恢复期和后遗症期康复治疗。早期康复是病情稳定后以急症在医院的康复治疗,患者处于恢复早期阶段;恢复期指的是经早期康复处理后,一般1~2年内的治疗,主要是在康复中心、门诊或家庭完成;后遗症康复治疗期是指病程在2年以上、各器官功能恢复到一定水平,以社区及家庭重新融入性训练为主的康复。

医生和治疗师团队会在康复机构内对患者进行专业性的治疗及指导,本章在此简要介绍,在后文中将对患者离开医院后(后遗症期)的居家康复事宜进行重点介绍。

第一节 早期康复治疗

一、康复目标

早期康复治疗的目标:稳定病情,提高患者的觉醒能力,促进健忘症康复,预防并发症,促进功能恢复。

二、康复治疗策略

(一)药物和外科手术治疗

康复治疗的目的是减轻脑水肿,治疗脑积水,清除血肿,监测脑压和脑灌注等。一般而言,一旦患者的病情(包括基础疾病、原发疾病、合并症和并发症等)稳定48~72小时后,即使患者仍处于意识尚未恢复的状态,也应考虑早期康复介入。

（二）营养支持疗法

如果患者遭受的是严重脑外伤，就需要大量的热量。昏迷患者平均需要补充静息代谢消耗的100%~200%的热量。如果患者的热量需求不能尽早得到满足，则患者将出现体重进行性下降、消瘦、伤口愈合不良、压疮形成，以及肺部感染等并发症。所提供的热量宜根据消化功能情况逐步增加，同时保持水和电解质平衡。当患者能够主动进食时，要多鼓励和训练患者主动咀嚼和吞咽的能力。

（三）保持良肢位

让患者处于感觉舒适、对抗肌肉痉挛模式、防止关节挛缩的体位。头的位置不宜过低，以利于颅内静脉回流。偏瘫侧上肢保持肩胛骨向前、肩前伸、肘伸展；下肢保持髋、膝微屈，踝中立位。要定时翻身、变换体位，预防压疮、肢体肿胀和肌肉痉挛。

（四）促醒治疗

严重脑外伤患者的恢复首先从昏迷和无意识开始，功能恢复的大致顺序：自发睁眼、觉醒周期性变化、逐渐能听从指令、开始说话。可以采用各种方法刺激和促进神经肌肉，加速其恢复的进程，帮助患者苏醒、恢复意识。给患者安排适宜的环境，有计划地让其接受自然环境刺激，让家人参与并对其教育和指导，定期与患者进行语言交流。

肢体按摩、被动运动、正中神经电刺激等方法都有促醒作用。此外，还可利用不断变化的五彩灯光刺激患者视网膜，以刺激大脑皮质等。中医的"醒脑开窍"针刺方法也可促进患者恢复意识。

（五）排痰引流，保持呼吸道通畅

患者由于意识障碍，长期卧床，容易形成坠积性肺炎，可能还存在吞咽障碍，出现误吸。每次帮患者翻身时从患者背部肺底部向上拍打至肺尖部，帮助排痰；当患者有一定配合能力时，指导其做体位引流排痰。

（六）被动活动

对患者进行关节活动范围的被动活动，对易于痉挛的肌群和软组织进行牵伸练习，可维持其肌肉和软组织的弹性，防止关节挛缩或关节畸形。

（七）尽早活动

一旦患者生命体征平稳，神志清楚，应尽早帮助其进行呼吸训练、肢体主动运动、床上活动，以及坐位、站位练习。站立姿势有利于预防各种并发症，保持良好的器官功能。

（八）物理因子治疗

可利用电刺激疗法增强肌张力，兴奋支配肌肉的运动神经或感觉神经，增强肢体运动功能。

（九）高压氧治疗

高压氧治疗可增加血液中氧的含量；增加脑组织、脑脊液的氧含量和储氧量；减少脑皮质血流，降低脑耗氧量，改善脑缺氧所致的脑功能障碍，促进脑功能的恢复；收缩脑血管，减轻脑水肿，降低颅内压；改善脑电活动，促进觉醒。

（十）矫形支具的应用

应用矫形支具可固定患者的关节在正确的位置。如果患者的肌力较弱，使用支具还可给患者助力，维持患者正常运动。

第二节 恢复期康复治疗

一、康复目标

在恢复期，康复治疗的目标包括：减少患者的定向障碍和言语错乱，提高记忆、注意、思维、组织和学习能力；最大限度地恢复感觉、运动、认知、语言功能和生活自理能力，提高患者生存质量。

二、康复治疗策略

由于脑外伤是一种弥漫性、多部位的损伤，因此，患者的身体运动、认知、行为和情绪方面的问题，可能存在较大差异。而认知和行为的相互作用，更增加了临床症状的复杂性。

（一）运动障碍的治疗

与脑卒中后约70%的患者会出现运动系统的瘫痪不同，只有约17%的脑外伤患者会出现肢体瘫痪，且大部分患者的运动功能最终会恢复良好。

（1）神经发育疗法、本体感觉神经肌肉促进疗法及Brunnstrom疗法等神经生理学治疗方法可促进患者运动和姿势控制的恢复。

（2）站立训练、牵伸训练、支具的使用，以及局部注射肉毒毒素，均有助于患者肌肉痉挛的治疗。

（3）平衡功能再训练、感觉统合训练，以及逐步增加难度的静态和动态活动，将有助于患者平衡功能的恢复。

（4）如果患者出现了继发性随意运动控制障碍，肌肉痉挛和关节畸形在急性期可给予积极的预防和纠正。除了被动活动、牵伸训练外，可提高关节被动活动范围，预防活动范围降低，其治疗措施包括动态夹板和矫形器的使用。必要时，还可考虑运动点阻滞、巴氯芬鞘内注射等。

（二）认知障碍的治疗

脑外伤后，患者常伴有记忆困难、注意力不集中、思维理解困难和判断力下降等认知功能障碍，认知功能训练是提高智能的训练，应贯穿在治疗的全过程中。

1. 记忆训练

进行记忆训练时，进度要慢，从简单到复杂，将记忆化整为零，再逐步串接。当患者成功记忆时要及时强化，给予鼓励，增强信心。药物与记忆训练联合运用，可能效果更好。

2. 注意力训练

常采用猜测作业、删除作业、时间作业及顺序作业等来训练患者的注意力。

3. 思维训练

常采用数列的排序、物品分类练习、问题及突发情况的处理、计算和预算等来训练患者的思维能力。

（三）行为和情绪障碍的治疗

脑外伤后，患者的行为和情绪障碍是多种多样的。治疗目的是消除患者的不正常、不为社会所接受的行为，促进其社会行为。

1. 创造合适行为治疗的环境

环境安排应保证患者更多地出现适当行为，尽量减少不适当行为。

2. 药物

药物治疗对患者的运动控制、运动速度、认知能力及情绪都有一定的效果。尤其是在脑损伤早期，药物治疗非常必要。

第八章　患者在医院进行的康复治疗

3. 行为治疗

行为障碍分为正性行为障碍和负性行为障碍。当患者出现恰当的行为，就给予鼓励；当患者出现不恰当的行为，则应采取预先声明的惩罚措施。

4. 心理治疗

解决患者所面对的心理障碍，减少焦虑、抑郁、恐慌等精神症状，改善患者不适应社会的行为，建立良好的人际关系，促进患者人格正常发展，帮助患者较好地面对生活，适应社会。

（四）交流障碍的康复

交流障碍康复主要是通过训练患者残存的言语功能，补充多种其他交流途径，改善实际交流能力。根据患者的交流水平，选用合适的训练内容和训练方法，尽可能地调动其兴趣和积极性。采用日常交流的内容作为训练作业，选用常见的训练材料，如实物、图片、照片、新闻等，并在日常生活中复习和感受训练成果。

在训练过程中，可以采用不同的训练方式，如个体训练、自主训练、集体训练和家庭训练等。

（许　涛　韩肖华）

第九章 如何预测脑外伤患者的结局

脑外伤后，患者的最终恢复结果主要受伤情严重程度、脑损伤的性质与位置等影响，也与患者从受伤至接受治疗的时间、临床与康复治疗、患者的年龄与身体状况等因素有关。在进行结局评定时，除了关注其神经系统表现外，更要考虑患者的功能表现，如生活自理能力、恢复工作学习的能力等。临床上通常采用Glasgow预后量表（GOS）（表9-1）进行评定。需要特别指出的是，患者的康复结局不是依据其出院当时的情况做出最终的判断，而是对其受伤后至少半年（一般是一年）内的情况按照下述标准进行评定。

表9-1 Glasgow预后量表（GOS）

分级	状态	简写	特征
I	死亡	D	死亡
II	持续植物状态	PVS	无意识、无语言、无反应，有心跳、呼吸，在睡眠觉醒阶段偶有睁眼、打呵欠、吸吮等，无意识动作，从行为判断大脑皮质无功能 特点：无意识，但存活
III	重度残疾	SD	有意识，但由于精神、躯体残疾或精神残疾而躯体尚好而不能自理生活。记忆、注意、思维、言语均有严重残疾，24小时均需要他人照顾 特点：有意识，但不能独立
IV	中度残疾	MD	有记忆、思维、言语障碍，极轻偏瘫、共济失调等，可勉强使用交通工具，在日常生活、家庭中尚能独立，可在庇护性工厂参加一些工作 特点：残疾，但能独立
V	恢复良好	GR	虽能重新进入社交生活并恢复工作，但可遗留各种轻的神经学和病理学缺陷 特点：恢复良好，但仍有缺陷

第九章　如何预测脑外伤患者的结局

国外的康复经验是患者一旦进入急性期康复即可出院，使其将来能较顺利地回归家庭。国内的康复专家也建议应该尽早出院，并应对患者康复的长期性和艰巨性有清醒的认识。当患者的医疗需求能够在周边环境中得到满足时，即被视为可以准备出院。这意味着患者不再需要医生每天都查看病情或进行 24 小时的护理了。大多数情况下，患者从急性期康复机构出院回家后仍然需要康复专业人员的指导和支持。

脑损伤常会影响患者的工作能力。如果患者受伤前从事脑力劳动，那么他们的抽象思维能力、适应能力受损，则可能很难重返原来的工作岗位。如果患者的身体状况良好，认知功能基本正常，则可以引导其选择智力要求较低的脑力劳动或体力劳动岗位。如果患者的身体和认知功能均有障碍，则很难重新就业。尽管如此，社会仍然应该尽可能地为患者提供机会。

（许　涛　韩肖华）

第十章 脑外伤患者在身体及日常活动中的问题及应对方法

第一节 身体及日常活动中的常见问题及应对方法

一、头痛

头痛是临床常见的症状，通常指局限于头颅上半部，包括眉弓、耳轮上缘和枕外隆凸连线以上部位的疼痛。头痛是脑外伤后常见的并发症，发作部位、发作时间不确定，诱发因素多，对患者的生活质量造成了很大的影响。

（一）头痛的起病方式

头痛的起病方式有急性起病的头痛、亚急性起病的头痛以及慢性起病的头痛。

（二）脑外伤后头痛的类型

1. 肌肉骨骼性头痛

肌肉骨骼性头痛最典型的表现为戴帽样不适感。

2. 颈源性头痛

颈源性头痛单侧性、无偏侧变换的头痛，并伴有颈痛或颈部活动度降低。

3. 神经炎性和神经痛性头痛

神经炎性和神经痛性头痛触碰头面部时有麻木感，甚至表现为无明显诱因下的自发性刀割样疼痛。

4. 创伤后血管性头痛

创伤后血管性头痛性质为搏动性的，一般为单侧性头痛，并在咳嗽、身体前屈时加剧；冷刺激能缓解，热刺激会加重症状，有的同时伴有恶心、

第十章　脑外伤患者在身体及日常活动中的问题及应对方法

呕吐、食欲减退等症状。

5. 创伤后紧张性头痛

创伤后紧张性头痛是常见的原发性头痛之一。

6. 罕见的创伤后头痛亚型

罕见的创伤后头痛亚型包括自主神经功能障碍性头痛、丛集性头痛、阵发性偏头痛、药物过度使用性头痛、创伤后窦性头痛等。

（三）脑外伤后头痛的病程

脑外伤后头痛的病程可分为急性头痛和慢性头痛。

1. 急性头痛

急性头痛在脑外伤后12小时即可发生，有时在2~3天之后头痛最为突出，同时可伴有额头、肩背甚至下肢的疼痛。采取平卧位或头低位时，患者头痛症状减轻。尽量不睡枕头，保持头高足低位。每天至少要摄入液体量达3000毫升以上。

2. 慢性头痛

慢性头痛是轻微脑损伤患者最普遍的症状，高达79%的患者在伤后3个月仍有头痛，同时有头昏眼花、易疲劳、注意力和记忆力障碍、易怒等症状。

此时，对患者应该耐心开导，解除其忧虑，使其树立信心，认识疾病，战胜疾病。

（四）脑外伤后诱发头痛发作的因素

脑外伤后诱发头痛发作的因素较多，常由多重诱因引起。应激反应和女性月经也可加重各类型头痛。患者尽量避免以下常见诱因，以减少头痛发作频率。

（1）天气变化、压力、抑郁、焦虑、痛哭、饥饿、睡眠障碍、疲劳、光刺激、噪音、浓重气味等。

（2）饮食中常见的诱因有酒（尤其是红酒）、巧克力、含酪胺的食物（成熟奶酪、腌制品、熏制品、发酵食品、柑橘类水果等）、含咖啡因的饮料（咖啡、茶、碳酸饮料等）、味精、含亚硝酸盐和硝酸盐的食物（腌制品、熏制品、泡菜、发色剂、防腐剂等）等。

（3）若患者处在生育期，约60%的人在妊娠期偏头痛可停止发作，分娩后复发。

（五）脑外伤后头痛伴随的症状

脑外伤后头痛伴随的症状包括恶心、呕吐、眩晕、视力减退或视力模糊，精神症状如失眠、焦虑和紧张、淡漠或欣快等，自主神经症状如面色苍白、多汗、心悸、呕吐、腹泻及大小便失禁等。

（六）脑外伤后继发性头痛

若患者具备以下特点，则需要重视脑外伤后继发性头痛的可能：

（1）新发或突发头痛。

（2）既往头痛特征（表现、强度、部位、频率和对药物的反应等）改变或恶化。

（3）年龄在50岁以上。

（4）有肿瘤病史。

（5）有系统性疾病或免疫缺陷史（如系统性红斑狼疮，类风湿关节炎，风疹，麻疹，急、慢性白血病等）。

（6）发热，体温超过37.3℃。

（七）脑外伤后头痛的治疗原则

头痛的治疗应积极预防各种原发病。脑外伤后头痛（PTH）的临床表现类似原发性头痛，通常是偏头痛样头痛。总体上，治疗外伤后偏头痛和外伤后紧张性头痛与治疗非外伤性头痛类似。

口服药物治疗是常用的治疗方法之一，可使用各种解热镇痛剂，根据病情顿服或在短期内每日服用2~3次。若患者头痛症状很严重且伴有焦虑、烦躁症状，建议前往医院听从专业医生的建议。

非药物治疗包括认知行为疗法（CBT）、生物反馈训练、渐进式肌肉放松疗法（PMR）、针灸、物理疗法（PT）等。还有一些其他方法如拉伸和加强练习，或者在温水中游泳，以放松肌肉，可治疗肌肉紧张导致的头痛。

（八）脑外伤后头痛的护理

1. 对症护理

若患者出现躁动，应加用床栏，必要时应用镇静剂。若患者有发热症状，可使用冰袋。加强五官及皮肤护理，防止感染，定时翻身，预防压疮发生。

2. 生活护理

让患者尽可能多休息。睡眠姿势怪异或趴着睡（腹朝下），都会使颈

第十章　脑外伤患者在身体及日常活动中的问题及应对方法

部肌肉收缩，进而引发头痛；而平躺的睡姿有益。当站立或静坐时，身体勿向前倾斜，也勿使头扭向某个方向。有些人喜欢在额头及颈部冷敷，这方法对许多人有效；而有些人则偏好热敷颈部或洗热水澡。当头痛发作时，可以热敷或冷敷患者的额头，并按摩太阳穴，以减轻头痛。保持室内安静及生活起居、饮食的规律性，培养良好的生活习惯。若患者有精神症状，应注意避免激发精神症状的各种因素。

3. 心理护理

全面认识疾病与患者，做好患者的思想工作。使用训练有素的语言，如安慰性、鼓励性、劝说性、积极暗示性、指令性等语言。

4. 康复护理

注意劳逸结合，保证睡眠，可进行适当的户外活动（若患者有颅骨缺损，一定要戴好帽子出门，并有人陪同，防止意外发生）。按医嘱服药，不得擅自停药，定期门诊随访。加强功能锻炼，必要时可进行一些辅助治疗，如高压氧治疗等。

5. 饮食护理

以钙含量高的食物（如乳制品）和高蛋白、高维生素、低脂肪、易消化的食物（鱼、瘦肉、鸡蛋、蔬菜、水果等）为宜。

二、睡眠改变

大脑控制着人的睡眠－觉醒周期，睡眠与觉醒是人体的两种状态，两者昼夜交替形成睡眠－觉醒周期。人们只有在觉醒状态下才能进行各种体力和脑力活动，睡眠则能使人的精力和体力得到恢复，还能增强免疫、促进生长发育、增进学习和记忆力、稳定情绪。因此，充足的睡眠对促进人体身心健康、保证人们充满活力地从事各种活动至关重要。

（一）睡眠的生理意义

睡眠是人类生存所必需的，人的一生中大约1/3的时间是在睡眠中度过的。一般情况下，正常成年人每天需要睡7~9小时，儿童需要更多的睡眠时间，新生儿需要18~20小时，而老年人所需要的时间则较少。

（二）脑外伤后出现睡眠障碍的概率及常见类型

脑外伤后睡眠障碍是指在脑外伤后出现的睡眠改变，是脑外伤后常见的并发症之一，在一定程度上会影响患者的生活质量以及工作效率。据统计，30%~70%的脑外伤患者将发生睡眠障碍，并进一步影响正常生理功能的恢复，但其确切发病率不明。约75%脑外伤患者在伤后6个月出现睡眠－觉醒障碍。对于儿童来说，10%~38%的脑外伤患儿存在睡眠障碍，损伤急性期发病率最高。引起睡眠障碍的常见脑外伤类型有：①接触力致局灶性脑损伤；②惯性力致弥散性脑损伤。

（三）脑外伤后常见的睡眠障碍类型及其表现

1. 失眠

失眠是最常见的睡眠障碍性疾病，其主要表现包括入睡困难（卧床30分钟没有入睡）、易醒、频繁觉醒（每夜超过2次）、多梦、早醒或醒后再次入睡超过30分钟，总睡眠时间不足6小时。根据失眠持续时间将失眠分为短暂性失眠（1周内）、急性失眠（1周至1个月）、亚急性失眠（1~6个月）和慢性失眠（持续6个月以上）。

2. 嗜睡

嗜睡表现为患者白天突然发生不可克制的睡眠，可以发生在静息时，也可在一些运动（如上课、驾车、乘坐汽车、看电视等）情况下发生，甚至在吃饭、走路、洗澡时都可能发生。

3. 睡眠倒置

患者白天爱睡觉，夜间却睡不着，故晚上会异常兴奋或躁动不安。

（四）睡眠障碍的影响

（1）患者除了白天有头晕、乏力、精力不足、疲劳、昏昏欲睡的症状外，还会出现健忘，严重者出现认知能力下降从而影响工作和学习效率。

（2）患者神情黯然，眼圈黑晕，脸色晦暗，面颊有色斑，皮肤松弛出现皱褶等。

（3）可出现性欲减低、阳痿等。

（4）可引起肥胖。

（5）据临床资料表明，睡眠障碍引起的危害中，最为严重的是导致多种疾病的患病风险上升，如心脏病、高血压、老年痴呆、更年期综合征，以及抑郁、焦虑等。

（五）睡眠障碍的治疗

（1）心理治疗。

（2）睡眠卫生教育。

第十章　脑外伤患者在身体及日常活动中的问题及应对方法

（3）认知－行为治疗。

（4）常用方法：①行为干预，即刺激控制疗法。②睡眠限制疗法，即缩短在床上的时间及实际的睡眠时间，通过限制睡眠的方法来提高睡眠的效率。③放松疗法，适用于因过度警醒而失眠的患者。常用的放松方法有肌肉放松训练、沉思、瑜伽、太极拳等。

（5）药物治疗。

（6）康复治疗：①光疗法，即定时暴露于强光下2~3天，人的睡眠节律可以转换，早晨或夜间强光治疗可使睡眠时相前移或后移。②针灸疗法。③推拿疗法。④物理治疗，如磁疗、直流电离子导入、水疗、负离子疗法等。

（六）调护与预防

（1）平时了解一些睡眠卫生知识，消除睡眠障碍带来的恐惧，建立良好的睡眠卫生习惯和正确的睡眠认知功能。让患者学会控制和纠正各种影响睡眠的行为与认知因素，改变与消除导致睡眠紊乱慢性化的持续性因素。

（2）多与他人交流，培养乐观开朗的健康心理，避免不良精神刺激。

（3）定时休息，准时上床，准时起床。无论前晚何时入睡，次日都应该准时起床。

（4）卧室保持安静，光线与温度适中，床铺应舒适、干净，柔软度适中。

（5）改变睡眠的体位，减轻对呼吸道的压迫，保持呼吸道通畅。

（6）注意不要在床上读书、看电视或听音乐等，睡不着时不要经常看时钟，也不要懊恼或有挫败感，而是应该放松并相信自己最后一定能睡着。如果上床20分钟后仍睡不着，可起来做些单调乏味的事情，等有睡意时再上床睡觉。

（7）每天进行规律的有氧运动有助于睡眠，但不要在傍晚后运动，尤其是睡前2小时，否则反而会影响睡眠。运动时注意安全，避免摔倒等引起二次受伤。

（8）注意饮食，避免油腻及不易消化的食物。不要在傍晚以后喝浓茶、酒、咖啡等刺激性饮品。可在睡前喝一杯热牛奶或复合糖类饮料，能够帮助睡眠。

（9）如果存在睡眠障碍，尽量不要午睡，如果实在想睡，可以小睡

30分钟。

（10）尽量不要长期服用安眠药。若有需要，应间断服用，原则上每星期不要超过4次。情况严重者应及时就医，在医生指导下给予辅助睡眠的药物治疗。

三、疲劳及体力下降

疲劳及体力下降与脑外伤密切相关，也是较常见的并发症。疲劳或体力下降往往不是单一的症状，常合并有抑郁、疼痛，三者相互作用、相互影响。疲劳不仅表现在精神上，还表现为体力下降，对患者的日常生活质量造成了严重的影响。

（一）疲劳及体力下降在脑外伤后的发病情况

疲劳及体力下降在女性或合并睡眠障碍、抑郁、疼痛的患者中较为多见，可持续伴随于患者脑外伤后的病程，也可能随着病程延长、脑外伤疾病本身的好转而逐渐消失。在脑外伤后1~5年内皆有可能发生，约有46%的患者可出现疲劳症状；也有相关研究表明，发病率在21%~70%。疲劳及体力下降的发病率与脑外伤的严重程度以及发病年龄无明显相关性，而与患者受教育的程度有一定的关系，文化程度越高，发病率越高。

（二）脑外伤后疲劳及体力下降的发病原因

大脑在受到创伤后，身体需要大量的能量来促进伤口愈合。住院患者的睡眠经常会被打断，故患者易疲劳，其发病的原因目前主要有以下4个方面。

（1）脑损伤后肌张力异常、一侧或双侧肢体瘫痪、平衡协调障碍、姿势异常等运动性问题，进而导致肢体无法协同完成某一动作，需要让更多的肌肉一起参加活动，容易导致疲劳及体力下降。

（2）大脑网状上行激活系统结构原发损伤。网状结构是大脑里维持觉醒的重要结构，这条通路不断地将各种信息上传，保持大脑皮质的兴奋状态（清醒状态）。当网状结构受损后，可致疲劳，严重者有意识改变。

（3）神经内分泌异常、情绪情感消极和缺陷，以及睡眠障碍，皆可引起疲劳。

（4）某些药物的影响，即不恰当地服用抗精神病类药物及抗抑郁

第十章　脑外伤患者在身体及日常活动中的问题及应对方法

类药物。

到目前为止，人们尚不能完全明确引起疲劳的原因，还有待更深入的研究，以指导临床。

（三）脑外伤后疲劳及体力下降的临床表现

（1）既往容易完成的事情在脑外伤后变得困难，注意力难以集中，经常抱怨感到劳累。

（2）睡眠较多，比之前夜间睡眠时间明显延长，或一天中睡眠的时间明显增多。

（3）在完成一件事情后，需要休息更长时间才能恢复体力。

（4）轻度体力活动时就感觉到疲劳、犯困。

（四）出现疲劳及体力下降时的应对措施

（1）减轻患者的心理负担，保持良好情绪，多鼓励患者，让患者多听喜欢的音乐以舒缓心情。

（2）加强营养，注意营养均衡，但须控制体重，避免过度肥胖增加能量消耗。

（3）加强肢体控制能力训练，提高肌力，强度适中，以不引起肌肉过度疲劳为宜，经休息后疲劳等不适感可缓解。

（4）出院后在家可按照运动治疗师及作业治疗师的指导意见继续进行相关的康复锻炼，该过程需要在家属的监督及陪同下进行，避免过度疲劳。

（5）活动时留给自己充足的休息时间。

（6）在锻炼时按照循序渐进的原则，先从时间短、强度小的运动方案开始，逐步加量，慢慢适应，可有效改善不适感。

（7）若在从事某一项活动时感到疲劳，可立即休息。

（8）每天多做自己感兴趣的事情，可以加入一个积极向上的团队，相互促进提高。

（9）因睡眠障碍与疲劳及体力下降有密切相关性，故需要保持足够的睡眠，可适当服用苯二氮䓬类、三环抗抑郁类及非苯二氮䓬类药物（需由医生开具处方）。

（10）积极治疗原发病，排除引起疲劳及体力下降的其他因素，如睡眠呼吸暂停、哮喘、慢性阻塞性肺疾病等，进行对因、对症治疗。

（五）出现疲劳及体力下降时应避免以下情况

（1）避免长时间从事某一项活动，防止兴趣疲劳。

（2）避免强度过大的活动；避免开车、独自游泳、独自站立在高处等较为危险的地方；外出时尽量有家人陪同。

（3）避免长时间的室内活动，适当参与户外活动。

（4）避免谈及使患者伤心难过的事情，多与其进行沟通交流，了解患者心理情绪和情感变化，并加以疏导。

总之，当患者有疲劳及体力下降等问题的时候，可以试着按以上的方法解决。恢复的时间长短不一，可能数周或数月不等。随着时间的推移，疲劳会逐渐减轻，体力也会逐步提高。

四、眩　晕

（一）眩晕的定义及发病机制

眩晕指患者感觉到自身或周围环境在旋转、摆动，是一种运动幻觉。来自耳朵、眼睛、肌肉、关节的感觉传入中枢神经系统进行整合，整合后的信息让我们对自身所处的空间及运动状态进行感知，从而调整姿势，维持平衡。当任意部位出现病变时，均可能出现眩晕。

（二）眩晕的临床表现

眩晕根据其临床表现分为旋转性眩晕和头晕。

旋转性眩晕是指患者在睁眼时感到周围物体在旋转，即天旋地转的感觉；而患者闭眼时则感到自己在旋转，容易发生身体倾倒；同时伴有恶心、呕吐、面色苍白、出冷汗等自主神经系统症状。这种眩晕多由前庭神经系统病变所致。

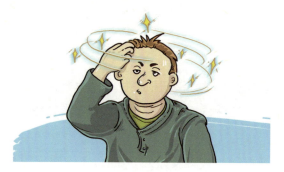

旋转性眩晕发作

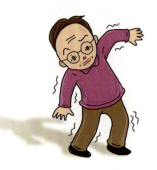

头晕发作

第十章 脑外伤患者在身体及日常活动中的问题及应对方法

头晕则指患者没有自身及周围环境的旋转感,仅出现身体摇晃感、头重脚轻及步态不稳的感觉,多不伴自主神经系统症状。头晕常由前庭神经系统以外的疾病引起,如颈椎病、心脑血管疾病等。

(三)脑外伤后眩晕的常见病因

脑震荡、脑挫裂伤、颅内血肿和颅底骨折的患者容易发生前庭神经系统周围部分及中枢部分的损伤,从而导致眩晕。前庭神经系统的周围部分位于颞骨最里面的内耳,因其结构复杂且精细脆弱,易因各种脑外伤而损伤。脑外伤后常见的前庭神经系统疾病包括良性阵发性位置性眩晕、迷路震荡、颞骨骨折所致的前庭器官及神经损伤、外淋巴瘘等。

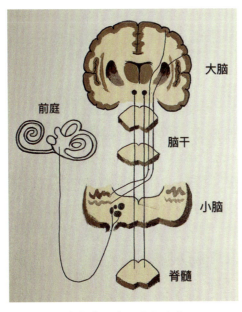

前庭神经系统传导通路

(四)脑外伤后眩晕的临床特点

很多病因都可以引起眩晕,但脑外伤后的眩晕临床表现较复杂,且恢复周期较长。脑外伤后眩晕的患者多存在前庭神经系统病变,可只表现出眩晕症状。眩晕症状可由头位改变诱发,也可无明显诱因出现。患者可能合并听力下降、听觉过敏、耳鸣、耳堵感,同时还可能存在中枢神经系统特定部位损伤的症状,如肢体麻木无力、吞咽困难、饮水呛咳、吐字不清、共济失调、失明、视物成双等。中枢神经系统具有强大的补偿机制,脑外伤患者的眩晕症状可能发病初期比较剧烈,但在一段时间后可自行缓解,缓解期仅表现出较轻微的眩晕，或者只在特定运动状态时出现症状。

（五）脑外伤后眩晕的治疗

1. 急性发作期

（1）一般治疗：患者须立即停止活动，避免跌倒及摔伤；卧床休息，避免诱发眩晕的体位及活动，如转头、憋气、注视运动物体、大声说话等；避免声音、光线刺激；低盐低脂饮食，控制水摄入，并尽快去医院就诊。

（2）对症治疗：根据患者的病因及症状选用合适的药物治疗，如改善循环、镇静、抗眩晕、脱水、利尿等药物。

（3）对因治疗：良性阵发性位置性眩晕患者可使用耳石复位手法治疗。对于由内耳病变所致的持续性眩晕患者，如颞骨骨折、外淋巴瘘、膜迷路积水等患者，即使服用药物，也难以控制症状，可考虑手术探查及修复治疗。

2. 间歇期

（1）预防复发：避免劳累及精神刺激，避免暴饮暴食，戒烟戒酒，低盐低脂饮食，控制血压，缓慢改变头部位置，特别是在转头、坐起、站起时。

（2）康复治疗：对于前庭神经系统病变及症状都比较稳定的患者，可以通过前庭康复训练缩短中枢神经系统代偿机制的出现时间，并促进前庭功能的恢复与巩固，减少眩晕的发作次数。

（六）前庭康复训练的基本方法

1. 前庭适应性训练

（1）让患者注视静止的视靶，水平和竖直方向缓慢转动头部，但保持双眼注视固定目标，可逐渐增加转头速度。每个动作重复15~20次，每日2~3次。

（2）让患者注视运动的目标，并向目标运动的相反方向转动头部，仍需保持双眼注视固定目标，可逐渐增加转头速度。每个动作重复15~20次，每日2~3次。

2. 替代性训练

让患者在有或没有视觉的帮助下进行平衡训练，也可以让其双脚踩在泡沫材料上进行训练，通过改变或去除视觉及本体感觉，促进其利用其他感觉来维持平衡。

第十章　脑外伤患者在身体及日常活动中的问题及应对方法

3. 习服训练

选择不良刺激主动诱发患者眩晕症状，从而降低前庭神经系统对该刺激的病理反应。该训练须由医护人员进行操作，不可自己进行。

4. 静态和动态平衡训练

让患者在睁眼及闭眼的状态下进行坐位、坐位到站立、站立及转身等活动，每次 10~15 分钟，每日 2~3 次。

5. 功能性活动相关的训练

让患者在睁眼及闭眼的状态下进行屋内行走、上下台阶、弯腰拾物等功能性活动，从而稳定和巩固康复治疗效果。

五、平衡障碍与跌倒

平衡问题在脑损伤后很常见，导致患者不能正常地坐、站或行走，容易跌倒，影响患者的日常生活质量，可能导致二次损伤。

（一）平衡障碍的常见原因

（1）与平衡相关的传导通路或小脑受到损伤。

（2）肌肉的力量不够。

（3）肌张力变化。

（4）本体感觉障碍。

（5）关节僵直或畸形。

（6）直立性低血压。

（7）视觉障碍等。

（二）平衡障碍的常见表现

（1）坐或站立时向某方向偏倒。

（2）指错物品位置。

（3）不能正常行走。

（4）书写困难。

（三）平衡障碍的注意事项

存在平衡障碍的脑外伤患者，首先要避免跌倒。跌倒可导致疼痛、出血、骨折、脑外伤。有平衡障碍的患者一定要有家人陪护，患者可借助助行器行走，增加行走的稳定性。若条件允许，可在家中增加必要的辅助措施，让患者有借力的条件。家中要避免将尖锐或易使人受伤的物品摆放在明显处，以免患者跌倒时触碰尖锐物品导致受伤。

若患者出现跌倒时，不要盲目去搀扶，先观察患者意识是否清醒、有无明显受伤痕迹。若患者昏迷，立即拨打"120"，急诊入院；若患者清醒，询问有无明显的疼痛部位，能否自行或在少量帮助下站立；若无法站立、剧烈疼痛，可在门诊就诊，检查有无骨折。

（四）平衡障碍的康复训练

良好的行走要从良好的站立开始，不要盲目地练习行走，以免出现异常步态。异常步态可使膝关节损伤，导致疼痛，形成习惯后难以纠正步态。因此，不要过于着急，应循序渐进。

患者若无平衡相关神经系统的损伤等严重问题，能良好的行走要具备一定的条件：①双下肢要达到一定的肌力及肌张力，以支撑整个身体并能完成行走的动作；②关节的活动度要保持能完成步行的整个过程，即踝足呈90°使双足足底接触地面，髋、膝关节要有一定的活动度；③双下肢肌肉、关节能良好的协调，共同协作，完成行走过程。想要能平衡地行走，首先要能完成站立，并逐步练习行走；足够的肌力、适当的肌张力及关节活动的保持是行走的必备条件，所以肌力训练是必要的。

1. 练习站立平衡

首先，不要心急，缓慢的动作能让患者更加安心，消除恐惧。应提供保护性措施，尽量避免跌倒。若跌倒在地，没有明显受伤，不要急于搀扶患者，以免出现眩晕。不要让患者感到过度疲劳，练习过程中要注意休息。

若两人帮助患者辅助练习时，每人一只手臂环抱患者背部，另一只手抓住患者手腕或前臂；也可让患者的手分别搭在或抓握在两个人的手臂上，帮助患者练习站立。

一个人帮助患者辅助练习时，应站在患者力气较弱的一边，一手环住患者背部，一手扶住患者的手，帮助患者练习站立；也可以通过较高的桌子练习站立，患者将前臂支撑在桌面上以支撑体重。

患者在练习站立时要保证膝关节是伸直的。需要每天练习，并逐渐延长站立时间；减少对患者的支撑帮助，目标是让其独立站立。

2. 练习行走

如果患者能独立站立，即可以开始练习一些动作为行走做准备：一只脚向前迈步后收回；双脚打开与肩同宽，让身体的重心从一只脚换到另一

第十章　脑外伤患者在身体及日常活动中的问题及应对方法

只脚，在练习时要时刻准备扶住患者。

如果患者不能独自站立，需要一定帮助才能站立和行走。在一人帮助下或者辅助器具如助行器帮助下能站或走，就可以开始练习行走。练习行走时，家属要提供一定的助力，方法与练习站立时类似。行走时患者着力腿的膝关节要伸直，离地的腿要屈髋屈膝，保持上半身稳定，双脚交替成为重心，受力均衡。注意练习过程中要抬头目视前方。患者应多观察其他人的行走姿势，学习正确的姿势。

六、感觉异常

感觉异常是指无外界刺激的情况下，自觉身体某部位有不舒适或难以忍受的异样感觉。脑外伤患者感觉异常会给日常生活及工作带来极大的困扰，严重影响患者的生活质量。

（一）脑外伤后患者出现感觉异常的概率

有文献报道，44.4%的脑外伤患者会出现感觉异常，其中主要为痛觉、触觉、位置觉异常等。

（二）脑外伤患者外伤后多久会出现感觉异常

感觉异常可在脑外伤后即刻发生，也有些感觉异常在发病后6个月才缓慢出现。

（三）哪些脑外伤患者出现感觉异常的风险较高

不同的脑结构损伤可导致躯体不同的感觉障碍，如触觉、痛觉、温度觉和位置觉等出现障碍。损伤部位在大脑皮质中央后回、内囊、丘脑、脑桥，且伴有脊髓损伤或周围神经损伤的患者，出现感觉异常的风险较高。

（四）如果患者出现下列情况，应到医院诊治

（1）视物出现重影。

（2）只有一只眼睛能看见东西或者只能看见一侧的物体。

（3）不能忍受太明亮的光线。

（4）不能控制眼球的运动。

（5）不能确认物体离自己的远近。

（6）身体某部位感觉麻木，或者感觉减退。

（7）当被轻触、洗澡或梳头时感觉到疼痛。

（8）不能忍受噪音。

（9）听力下降。

（10）失去嗅觉或味觉。

（11）站立或行走不稳，平衡能力下降。

（12）感觉异常影响日常生活及工作。

（13）伴有较明显的焦虑、抑郁症状。

（五）患者出现感觉异常时的注意事项

（1）保持皮肤清洁，避免挠抓、压迫、烫伤、冻伤。如洗澡、洗手等清洁用水的水温不可过高或过低，最好不超过42℃、不低于10℃。如果用热水泡脚、泡澡等，时间不可过长。

（2）每日检查感觉异常部位皮肤是否有红肿、破损、变黑、淤青等。

（3）注意检查服用药物的副作用，远离过敏原。

（4）当出现较严重的感觉异常时，应预防跌倒，避免剧烈及竞技性运动，避免独自开车、游泳等。

（5）感觉异常的出现，会给患者在心理上带来恐慌，甚至出现焦虑、抑郁等心理问题，应帮助患者保持良好的心态，保证充足的睡眠，均衡营养，循序渐进地治疗。

（兰纯娜　杨莉婷　李　婧）

第二节　身体及日常活动中的其他问题及应对方法

一、肌肉痉挛

脑外伤会导致患者肌张力异常升高，称为肌肉痉挛。因痉挛的肌肉难以放松下来，从而导致患者运动受限，影响其预后。

（一）肌肉痉挛的发病率

肌肉痉挛在中、重度脑外伤患者中发病率较高，达17%~50%。

（二）肌肉痉挛发生的时间

有的脑外伤患者肌肉痉挛可在受伤后几天或几周内发生，有的可能会在一年以内发生，最长有受伤5年以后出现肢体肌肉痉挛的报道，出现时

第十章　脑外伤患者在身体及日常活动中的问题及应对方法

间与颅脑损伤情况有关。

（三）肌肉痉挛的益处

（1）肌肉痉挛可保持肌肉的质量。

（2）肌肉痉挛能减少深静脉血栓形成的危险。

（3）肌肉痉挛可帮助维持姿势。

（4）肌肉痉挛能维持骨的矿化，防治骨质疏松。

（5）肌肉痉挛有助于日常生活活动，如下肢伸肌痉挛有助于站立。

（6）肌肉痉挛可使静脉回流增加，从而减轻水肿。

（7）对于低张力状态的患者，肌张力的增加可能预示着运动功能恢复。

（四）肌肉痉挛的害处

（1）阵挛、髋内收肌痉挛导致的剪刀样状态与屈肌痉挛影响站立平衡。

（2）伸肌痉挛与阵挛影响步行的迈步期。

（3）痉挛状态使随意运动减慢。

（4）屈肌与伸肌痉挛影响床上与轮椅上的体位，可导致皮肤破损。

（5）张力性牵张反射亢进或屈肌痉挛有发生关节挛缩的风险。

（6）自发性肌肉痉挛影响睡眠。

（7）髋屈肌与内收肌痉挛影响会阴部卫生。

（8）肌肉痉挛或阵挛可妨碍机体功能的发挥，如进食、开车等。

（9）虽然多数肌肉张力增高不会疼痛，但连续屈肌痉挛可引起疼痛。

（五）肌肉痉挛的表现

（1）不随意的肌紧张及肌肉僵硬。

（2）肌肉收缩。

（3）关节活动范围受限及姿势异常。

（六）应如何帮助患者

1. 牵伸运动

（1）帮助患者被动牵伸。

图中蓝色箭头为用力方向，建议在专业人员指导下进行。

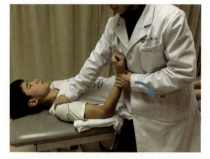
屈肘肌群牵伸

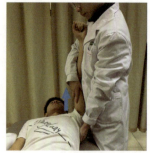
肩后肌群牵伸

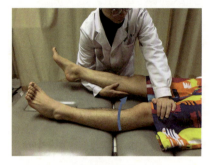
髋内肌群牵伸

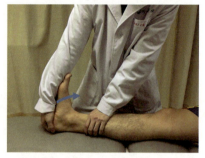
踝跖屈肌群牵伸

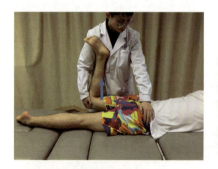
屈髋肌群牵伸

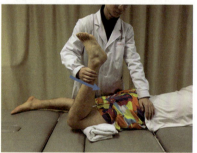
伸膝肌群牵伸

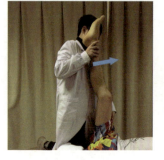
屈膝肌群牵伸

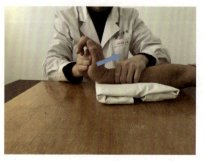
屈腕肌群牵伸

第十章 脑外伤患者在身体及日常活动中的问题及应对方法

（2）鼓励患者主动牵伸

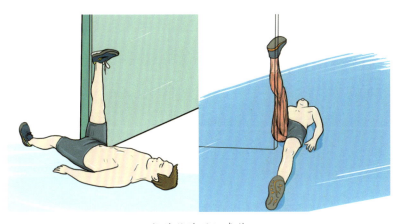

仰卧位膝屈肌牵伸

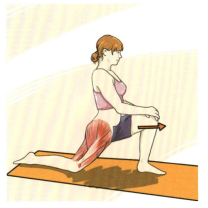

单腿跪位膝伸肌牵伸

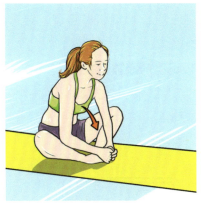

坐位髋内收肌牵伸

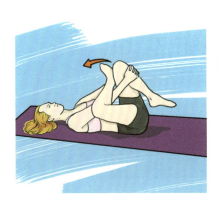

仰卧位髋外回旋和髋伸肌牵伸（两腿交叉）

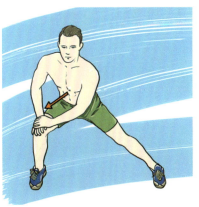

站立位屈膝髋内收肌牵伸

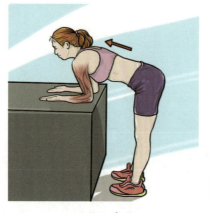
肘伸肌牵伸

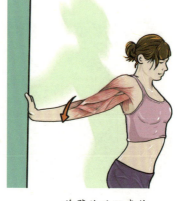
前臂旋后肌牵伸

2. 温水浴法

温水浴法借鉴于国外的水疗法，安全、有效。水温要求39~40℃。过冷、过热刺激均会加重肌肉痉挛，要求浸泡15~20分钟，可降低肌张力，缓解肌肉痉挛。

3. 正确的肢体摆放

（1）卧位：保持患侧上肢伸展位和下肢屈曲位，特别使肩部向前，肘关节伸展，前臂旋后，手指张开，掌心向上，患侧髋关节微后伸和膝关节略屈曲（标红为患侧肢体）。

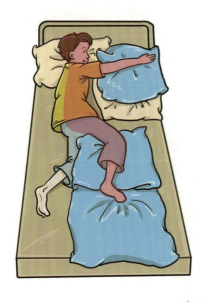
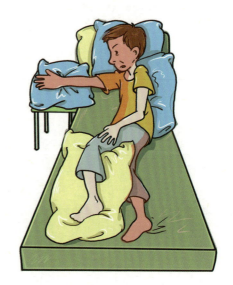

卧位肢体摆放

第十章　脑外伤患者在身体及日常活动中的问题及应对方法

（2）床上坐位：髋关节尽量保持接近90°的屈曲位，背部用枕头垫好，保持躯干伸展，双膝上可放平枕或小桌，双上肢伸展位放在膝上平枕或小桌上，膝下可垫一软枕，必要时足踝下垫一沙袋，保持踝关节背屈和中立位。

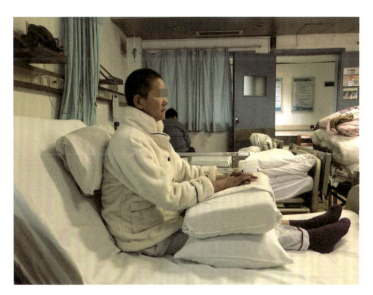

床上坐位肢体摆放

4. 矫形器的使用

可使用抗肌肉痉挛矫形器、牵伸矫形器、支持矫形器等。

5. 其他

联系医生，寻求药物甚至手术等方法改善肌肉痉挛情况。

（七）注意事项

（1）给患者做牵伸运动时勿暴力拉伸。向物理治疗师学习个性化的牵伸运动项目，帮助患者进行牵伸运动。

（2）如果患者佩戴矫形器，需清楚每天的佩戴时长。

（3）用矫形器固定患者皮肤表面的压力点，注意避开皮肤发红和破溃的部位。

（4）如果肌肉痉挛加重，及时告知医生，排除患者病情变化的可能。

（5）如果肌肉痉挛控制不佳，患者感到不适且影响功能时，向医生寻求更好的治疗方法。

二、肢体瘫痪

肢体活动由大脑控制,当脑外伤引起大脑损伤时,会出现肢体瘫痪。

(一)脑外伤肢体瘫痪的类型

脑外伤肢体瘫痪的表现形式较多,由于颅内受损部位不同,可表现为单肢瘫、偏瘫、三肢瘫和四肢瘫。

1. 单肢瘫

大脑皮质或皮质下白质局限性损伤可造成单肢瘫。

2. 偏瘫

偏瘫在大脑皮质、内囊或脑干损伤时均可出现。临床上以损伤灶对侧偏瘫最为多见。

3. 三肢瘫

三肢瘫多因上矢状窦附近脑损伤引起。

4. 四肢瘫

四肢瘫可由波及双侧皮质运动区的广泛性脑损伤引起,但多是脑干损伤所致。

(二)脑外伤肢体瘫痪的发病率

脑外伤患者临床上最常见的瘫痪形式是偏瘫,由脑损伤产生的完全性单肢瘫在临床上较少见,三肢瘫或四肢瘫者亦不多。

脑外伤偏瘫的发病率与脑外伤严重程度相关,重度脑损伤患者偏瘫的发病率可高达56%,低于脑卒中偏瘫的发病率。

(三)脑外伤肢体瘫痪的预后

脑外伤患者肢体瘫痪的预后较脑卒中好,神经恢复周期较脑卒中长。脑外伤后瘫痪大部分会在受伤后6个月内恢复。研究表明,73%的脑外伤患者受伤后可恢复步行功能。

(四)影响脑外伤肢体功能恢复的因素

(1)衰老。

(2)抑郁。

(3)伴多种合并症,如高血压、糖尿病、骨折等。

(4)伴多种并发症,如感染、异位骨化、关节脱位等。

(5)受伤后有意识丧失。

第十章　脑外伤患者在身体及日常活动中的问题及应对方法

（6）创伤后有遗忘症状。

（7）未进行早期康复介入。

（五）肢体康复的最佳时间

脑外伤后，肢体康复的最佳时间是发病后3个月以内，开始的时间越早越好。一般认为，患者神志清醒，生命体征平稳后即可开始。

（六）肢体瘫痪患者容易跌倒的情况

（1）卧床时未使用床栏。

（2）体位改变及转移时，如从坐位站起时、坐到床或椅子上时或转身时等。

（3）步行中精神过度紧张、绊脚、摇晃时。

（4）上下楼、步行及过障碍物时。

（5）在洗漱及做家务时，下肢固定而只进行躯干活动。

（6）如厕和洗澡时。

（七）肢体瘫痪患者的衣物选择

肢体瘫痪患者的衣物最好是透气、舒适的纯棉制品。上衣最好为开衫，裤子使用松紧带为宜，有利于患者穿脱。鞋以带扣袢、鞋底较硬、防滑的旅游鞋为宜。避免穿拖鞋，以防摔倒。

（八）指导患者正确起床

（1）将患者摆放至仰卧位，家人站在其健侧，双手扶住患者双肩，将患者的健侧腿插入患侧腿下方。

（2）帮助患者向健侧翻身，并嘱其用健侧肘部支撑起上身。

（3）让患者使用健侧腿将患侧腿移至床边，下垂，最后用健侧上肢支撑坐起。

（九）为患者提供的帮助

（1）改造家庭设施，方便患者转移。

（2）向物理治疗师学习针对性的运动疗法。

（3）学习偏瘫患者正确的肢体摆放方法。

（4）轮椅应放在健侧，方便患者转移及保证安全。

（5）步行训练时帮助者应在患者患侧后15厘米左右，以便发生危险时及时协助。

（6）指导患者上楼时先迈健侧脚，下楼时先迈患侧脚。

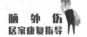

（7）指导患者穿衣时应先穿患侧，脱衣时先脱健侧。

（8）适当使用辅助设备，如助行器或拐杖，保障患者的安全，逐渐提高其独立能力。

三、大小便功能问题

直肠及膀胱功能同样受大脑支配。在脑外伤数天到数周后可出现直肠及膀胱功能紊乱。早期护理在大小便管理中起到重要的作用。有大小便功能问题的患者，在病程中可能会使用导尿管、尿垫、开塞露等。经过一段时间的康复训练，大多数患者可以恢复大小便功能。

（一）脑外伤后小便功能问题

尿失禁是脑外伤中最常见的小便异常类型，可继发于外伤后认知障碍、运动功能障碍、脑组织损伤、骶尾部损伤或膀胱损伤等。脑外伤后有50%~62%的患者存在尿失禁，而尿潴留患者仅为8%~9%。

（二）脑外伤后大便功能问题

慢性便秘是脑外伤后常见的大便异常类型。在严重脑外伤中，有75%患者存在便秘。慢性便秘通过调整饮食结构及适当护理可以得到缓解。但如果患者出现急性便秘，须及时去医院就诊，排除肠麻痹的可能。

（三）患者可能出现的症状

（1）大小便失控。

（2）膀胱及肠道排空异常。

（3）尿急。

（4）泌尿系统感染。

（5）便秘。

（6）尿失禁引起的皮肤溃疡。

（7）尿路结石。

（8）肾衰竭。

（四）如何帮助患者

（1）在早期使用留置导尿管及尿垫时，告知患者这种措施是暂时的。

（2）帮助患者按照护士制订的饮水计划饮水，限制夜晚尿量。

（3）增加患者膳食纤维摄入，如增加新鲜蔬菜、水果、粗粮等。

第十章　脑外伤患者在身体及日常活动中的问题及应对方法

（4）定时用餐、排便，养成每日1次排便的习惯，必要时可使用开塞露。

（5）减少患者的卧床时间，鼓励其增加运动量；对于需要卧床的患者，可变卧位为坐位，变床上休息为椅子上休息。

（6）排便应尽量采取蹲姿和坐姿排便。在条件允许的情况下，最好在厕所进行排便。

（7）腹部按摩对治疗慢性便秘可能有效。①展开手掌，以肚脐为中心，手掌轻轻推向肚脐。两边推揉数应相同。②用拇指轻轻按压肚脐左下方，这对治疗宿便有帮助。③轻轻按摩下腹。指尖用力，使脏器有被拉拽的感觉。④用手掌轻轻摇晃肚脐上部，使其震动。⑤手掌倾斜，轻轻按摩肚脐上部。将震动感传达至脏器。

（8）加强皮肤破损处的护理。

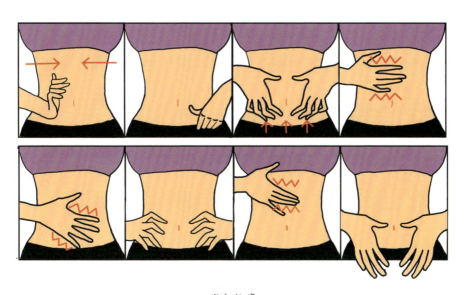

腹部按摩

四、进食改变

吞咽功能障碍是脑外伤患者常见的并发症，不仅影响患者的日常生活，还可能导致吸入性肺炎等严重并发症，延长住院时间，甚至危及患者生命。

一部分脑外伤患者食欲下降，体重减轻。而另一部分患者因食欲增加、记忆力减退（忘记已进食而重复进食）导致体重增加。

（一）脑外伤后吞咽功能障碍的发病率

脑外伤患者损伤严重程度不同，吞咽功能障碍的发病率不同。有30%~68%的脑外伤患者存在吞咽功能障碍。有研究称重症脑外伤患者吞咽功能障碍的发病率为100%，其中口腔期和咽期的吞咽功能障碍发病率分别为77.8%和66.7%，存在气道保护障碍的患者占80%。

（二）出现吞咽功能障碍风险较高的脑外伤患者

（1）重度脑外伤。

（2）脑干损伤、双侧脑损伤。

（3）气管切开。

（4）构音功能问题。

（5）曾留置鼻胃管。

（6）认知功能异常。

（三）吞咽功能障碍对患者的不良影响

1. 误吸

误吸在吞咽功能障碍的患者中最常见，食物残渣、口腔分泌物等误吸至气管和肺，引起肺部反复感染，甚至出现窒息，危及生命。

2. 营养不足

存在吞咽功能障碍的患者因进食困难，机体所需营养和液体得不到满足，出现水电解质紊乱、消瘦和体重下降。

3. 心理与社会交往能力差

存在吞咽功能障碍的患者因不能经口进食，需要佩戴鼻饲管，患者容易产生抑郁、社交隔离等精神心理症状。

（四）吞咽功能评估的时间

患者意识完全清醒，可以遵从指令，即可对其进行吞咽功能评估。一定要在自行饮水和进食前进行吞咽功能评估。

（五）如何进行吞咽功能评定

专业人员常用EAT-10吞咽筛查量表（表10-1）对吞咽功能有问题的患者进行评定。该表有10项吞咽障碍相关问题，每项评分分为5个等级，没有（0分）、轻度（1分）、中度（2分）、重度（3分）、严重（4分）。一般总分在3分以上视为吞咽功能异常。

第十章　脑外伤患者在身体及日常活动中的问题及应对方法

表 10-1　EAT-10 吞咽筛查量表

条　目	没有（0分）	轻度（1分）	中度（2分）	重度（3分）	严重（4分）
1. 我的吞咽问题已经使我的体重减轻					
2. 我的吞咽问题影响了我在外就餐					
3. 吞咽液体费力					
4. 吞咽固体食物费力					
5. 吞咽药片（丸）费力					
6. 吞咽时有疼痛					
7. 我的吞咽问题影响了我享用食物时的快感					
8. 我吞咽时有食物卡在喉咙里的感觉					
9. 我吃东西时会咳嗽					
10. 我吞咽时感到紧张					

对评估有问题的患者需要到医院由专业人员做进一步检查及治疗。

（六）患者可能出现的症状

（1）流口水，低头明显。

（2）进食时食物滞留在口中，有食物黏着于咽喉内的感觉。

（3）进食时出现憋气或咳嗽。

（4）进食费力，食量减少，进食时间延长，进食后呕吐。

（5）发热，反复肺部感染。

（6）厌食，嗅、味觉减退，体重减轻。

（7）暴饮暴食，体重增加。

（8）记忆力减退，如忘记什么时候吃过饭。

（七）食物形态及选择

1. 食物形态

（1）流质饮食，如牛奶、果汁、咖啡等。

（2）半流质饮食，如麦片饮料、加入增稠剂的水、汤、蛋羹等。

（3）糊状食物，如米糊、菜糊、肉糊、藕粉等。

（4）半固体食物，如烂饭、软面包等。

2. 应避免的食物

（1）干或易松散的食物，如饼干、干蛋糕、炒饭等。

（2）要多加咀嚼的食物，如大块的肉、花生等。

（3）黏性高的食物，如年糕、糯米等。

（4）混合质地的食物，如汤泡饭、稀碎肉粥等。

（5）有骨、有刺的食物。

（八）进食的最佳体位

（1）卧床患者取30°仰卧位，头部前屈，偏瘫侧肩部以枕垫起，喂食者位于患者健侧。此时食物不易从口中漏出，有利于食物向舌根运送，可减少反流和误咽的风险。

（2）能下床者一般进食为坐姿，取坐直头稍前屈位，身体亦可倾向健侧30°，这种体位下舌骨肌的张力增高，喉上抬，食物容易进入食道。如果头部能转向瘫痪侧80°，健侧咽部扩大，便于食物进入，防止误咽。

（九）如何帮助患者

（1）监督患者缓慢地进食。

（2）控制每口进食量，正常情况下约为20毫升，过多或过少都不适宜。开始进食时，每次帮助患者只放少量食物入口，逐渐增加。

（3）进食后用水冲去咽喉积聚物。

（4）空吞咽与交互吞咽。

（5）每次进食吞咽后，应反复再做几次空吞咽，使食团全部咽下后再进食。也可食物与水交互进行吞咽。

（6）应当避免将性状不同的固体食物混杂在一起，以及进食液体和固体混杂的食物。

（7）兼顾食物的色、香、味、温度及形态。

（8）记录好患者的进食时间及进食次数，严格设定进食时间及次数，避免暴饮暴食。

（9）如果患者存在昏迷或严重的认知障碍，暂停经口进食，使用鼻胃管注食。

（10）对于脑外伤患者，体重反弹是很正常的，应该鼓励患者均衡饮食，经常进行锻炼等。

五、视物困难

脑外伤患者的视物困难可能与"视空间关系障碍"有关，它是一组包

第十章　脑外伤患者在身体及日常活动中的问题及应对方法

括多种功能异常的综合征，其共同特点为在两个观察者之间或自己与两个或两个以上物体之间进行空间关系和距离的判断时有困难。部分脑外伤患者因损伤不同的神经或部位（如动眼神经、视神经或视觉中枢），会出现复视、偏盲，进而导致视空间关系障碍，需要专业人员进行辨别。

（一）视空间功能异常患者的临床表现

1. 单侧忽略

单侧忽略是脑外伤患者最常见的视空间功能异常，表现为患者对单侧空间参照忽略或单侧身体忽略的症状。例如，左侧空间忽略者，吃饭时仅吃盘中右半边的饭菜；行走或驱动轮椅时常与左侧障碍物相撞；阅读书报时，由于不能从左边开始而导致阅读理解问题。

2. 其他

患者还可能出现左右辨别困难、图形分辨困难、地形定向有问题、距离知觉困难等。

（二）如何帮助患者

（1）咨询眼科、神经科的医生，确定患者是否存在视空间功能异常的问题。

（2）尽量把物品摆放在患者容易忽略的一侧，或者护理人员经常站在患者忽略的一侧，这样有利于引导患者注意到忽略的一侧。

（3）当患者处于一个陌生的环境时，要反复向他介绍周围的环境，强化他的记忆，尤其要着重描述容易忽略的一侧。此外，不能让患者单独处于环境中，需有家属陪伴。

（4）在公共环境中，提醒患者与周围人保持合适的距离，不要太远，也不要太近。

（5）使用一些辅助器具，如扶手等。

（6）适当给患者安排一些简单的家务活，在日常生活中不断锻炼他的能力。

（7）尽量保证患者所处的房间整洁，不要堆放杂物，避免患者摔倒。

（8）患者尽量不要开车，避免发生交通事故。

六、功能失用

功能失用在医学上又称"失用症",是指由于不能正确地运用后天习得的技能,在没有肢体瘫痪的情况下无法执行有目的的运动,与大脑损伤部位(如额叶、顶叶损伤)有关。

(一)脑外伤患者失用症的类型及表现(表10-2)

表10-2　失用症的类型及表现

失用类型	失用动作类型	障碍特征	举例
意念性失用	日常用品使用	物体的认知与动作不符	用餐时,餐桌上摆有碗、筷子、勺子、米饭、菜、热汤等,患者可能用筷子去喝汤,并且不能合理进食饭菜
意念运动性失用	语言提示的习惯性动作	运动障碍	让患者徒手完成刷牙的动作,患者表示茫然,但递给他牙刷时,他会完成用牙刷刷牙的动作
肢体运动性失用	所有动作	动作不灵活	不能完成系纽扣、系鞋带、穿针引线等动作
口腔-面部失用	口腔、面部动作	运动障碍	舔口唇、噘嘴、吹口哨、皱眉、鼓腮、咳嗽、眨眼等动作,或者表现为动作不协调、不正确或持续动作
结构性失用	形态模仿	空间关系障碍	不能根据指令完成画图、积木组装等,严重者不能完成穿衣、摆放餐具、组装家具等
穿衣失用	穿衣	身体与衣服部位的组合障碍	不能辨认衣服的上下、前后、里外,自己不能穿衣服,找不到袖口,两条腿穿入一条裤腿中

(二)如何帮助患者

(1)指导患者正确完成一件任务时,应通过动作帮助指导,而不是用语言,让他用手触摸该物,进行触觉和运动觉的暗示。

(2)鼓励患者自己穿衣,利用商标区分服装的前后,用不同颜色标记服装的上下、左右,系纽扣有困难时可采用由下而上的方法,先系最下面一个,逐渐向上,若仍然完不成,可找相同颜色的扣子和扣眼匹配。也可以用手指触摸的方法系扣子。

第十章　脑外伤患者在身体及日常活动中的问题及应对方法

（3）完成日常生活活动最好在相应的时间、地点和场景中进行，这样有利于加深患者的印象。

（4）在患者做动作前要求其闭上眼睛想象动作，再睁眼尝试完成。

（5）帮助患者记录事情的工作流程，患者可以根据指示完成相应的动作。

（6）患者不能完成动作时要给予必要的帮助，成功后给予鼓励，这样有利于提高患者参与的积极性。

七、异位骨化

异位骨化指在非骨性组织中长出成熟、薄片状的骨组织。它可能出现在关节周围或肌肉内部。

（一）异位骨化的发病率

脑外伤中，异位骨化的发病率高达10%～23%。

（二）异位骨化发生的时间

脑外伤发生后，机体内可能就开始了异位骨的形成。患者常在伤后2个月左右出现症状，一般不会超过6个月。

（三）出现异位骨化风险较高的脑外伤患者

（1）男性。

（2）青壮年，20～30岁。

（3）广泛的脑损伤，如弥漫性轴索性损伤。

（4）长时间昏迷。

（5）患肢肌肉痉挛、张力增高或制动。

（6）伴肢体骨折，特别是需要外科治疗时。

（7）有深静脉血栓形成。

（8）血清碱性磷酸酶升高。

（四）异位骨化的发生部位

异位骨化可能出现在全身任何部位，以髋关节最为多见。其次为膝关节、肩关节、肘关节附近，其他部位相对少见。

（五）可能出现的症状

（1）关节周围剧烈疼痛。

（2）局部发热、肿胀，甚至出现红斑。

（3）关节变得僵硬。

（4）按压周围组织感到硬化。

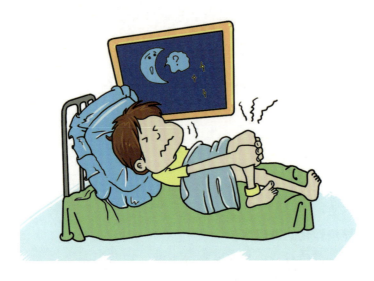

异位骨化的症状

（六）异位骨化的预防

异位骨化防大于治，及时的康复介入可明显降低异位骨化的发病率。

（1）勿暴力推拉导致组织损伤。

（2）关节炎症初期，避免热敷。

（3）尽早活动患肢关节，勿长期制动。

（4）肌肉痉挛或张力增高时，积极采取治疗手段。

（七）如何帮助患者

（1）局部冰敷，可视情况增加冰敷的次数。

（2）轻柔无痛地牵伸受累关节。

（3）疼痛剧烈时可考虑口服非甾体抗炎药缓解疼痛。

（4）及时就医。

八、癫痫

癫痫是脑神经元细胞同步化异常放电所致的临床综合征，具有发作性、短暂性、重复性和刻板性等特点。外伤性癫痫指脑外伤后出现的癫痫发作，是脑损伤后常见的严重并发症，会影响患者的预后，降低患者的生活质量。

第十章 脑外伤患者在身体及日常活动中的问题及应对方法

（一）癫痫的发病率

脑外伤是继发性癫痫最常见的原因，有20%的继发性癫痫由脑外伤引起。据统计高达30%~50%的脑外伤患者并发癫痫，发病率是正常人群的30倍。

（二）癫痫出现的时间

癫痫发作最早可出现在脑外伤后24小时内，称为"即发癫痫"；近25%的癫痫发作出现在脑外伤后1周内，称为"早期癫痫"；大多数出现在脑外伤1周以后至数年，称"晚期癫痫"，其中50%的癫痫发作出现在脑外伤后的1年内，80%的癫痫出现在脑外伤后的2年内，最长的可出现在脑外伤后10年。

（三）首次癫痫发作后的再发率

晚期癫痫的再发率高于早期癫痫。90%晚期癫痫的患者会出现再发，其中47%的患者于首次发作后1个月再发，86%的患者于首次发作后2年内再发。早期癫痫的再发率为25%，也多出现于脑外伤后2年内。

（四）出现癫痫发作的风险较高的脑外伤患者

（1）严重脑外伤。

（2）额后、顶叶及弥漫性脑皮质损伤。

（3）开放性脑损伤。

（4）年龄<5岁或>65岁。

（5）早期脑电图异常。

（6）颅内感染。

（7）其他，如颅骨凹陷性骨折、颅内血肿、脑中线移位>5厘米、颅脑手术等。

（五）哪些症状预示着癫痫发作

1. 情绪变化

情绪变化包括易怒、烦躁不安、惊恐等。

2. 精神障碍

精神障碍包括错觉、幻觉等。

3. 异常躯体感觉

异常躯体感觉包括刺痛、麻木、感觉缺失等。

4. 五官先兆

五官先兆包括看见光点、闻到难闻气味、口中有不舒适味道、听见嗡嗡声等。

5. 其他

其他还可能出现眩晕、上腹部不适等。

（六）癫痫发作时可能出现的症状

癫痫发作时患者可能出现肢体抽搐，四肢强直，意识丧失，双眼凝视，瞳孔扩大，肌肉抽搐，发出尖叫声，牙关紧闭，呼吸急促，大小便失禁等症状。

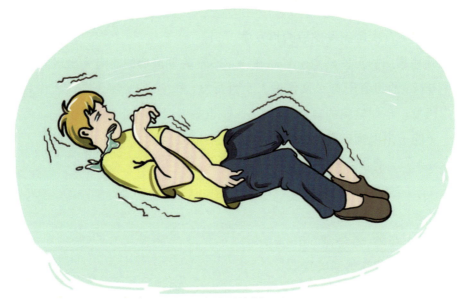

癫痫发作

（七）引发癫痫的诱因

（1）最常见的原因是未按医嘱服用抗癫痫药物。突然停药、换药或私自减量都会导致抗癫痫药物浓度下降，引起癫痫持续状态的发生，甚至进展为顽固性癫痫。

（2）疲劳及沉迷于电脑、电视、手机等是诱发癫痫的又一重要因素。

（3）精神因素，如精神激动，过度紧张、焦虑的情况下诱发癫痫。

（4）其他因素，如睡眠不足、过饥过饱、感冒、月经来潮、妊娠、饮酒等均可诱发癫痫发作。

第十章　脑外伤患者在身体及日常活动中的问题及应对方法

（八）如何帮助患者

1. 注意事项

（1）不要压住患者或试图阻止他肢体抽动，以免造成骨折和肌肉拉伤。

（2）不要掐患者人中，这种方式没有治疗效果，反而会造成软组织损伤。

（3）不要给患者喂水、喂药、喂食物，以免造成误吸。

2. 处理流程

（1）扶住患者，清空周围尖锐、坚硬的物体。

（2）让患者平卧，尽快解开其衣领、皮带。

（3）将平坦、柔软的东西垫在患者头下，抬高患者下颌，防止舌后坠导致窒息。

（4）将患者头轻轻转向一侧，帮助患者排出分泌物及呕吐物，保持气道通畅。

（5）患者张口时，将毛巾卷成卷（勿使用易折断、易吸入的物体）垫在患者的上、下磨牙之间，避免舌咬伤。若患者牙关紧闭，不要强迫其张口，可等待患者再次张口。

（6）观察患者生命体征、意识、瞳孔变化，守在患者身边直到癫痫发作结束。

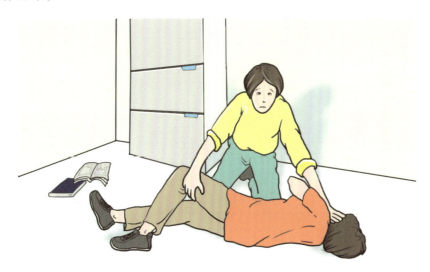

处理流程

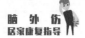

（九）如果患者出现以下情况，应呼叫"120"

（1）癫痫发作前或发作后出现呼吸困难。

（2）癫痫症状持续超过5分钟。

（3）首次发作癫痫后，立即出现第二次发作。

（4）癫痫发作后无法唤醒患者。

（5）癫痫发作后出现剧烈头痛、躁动不安或大汗淋漓。

（6）癫痫发作后出现新发肢体瘫痪。

（7）瞳孔不等大或对光反射消失（与癫痫发作前比较）。

（8）心跳缓慢，同时伴血压升高、呼吸减慢。

（许　涛　罗　璨）

第十一章　脑外伤患者的认知问题及应对方法

第一节　脑外伤患者的常见认知问题及应对方法

一、什么是认知

认知通常被定义为"认识和知晓事物的过程",它包括感知、辨别、记忆、学习、注意、理解、推理和判断等方面的能力。认知障碍是认识过程一方面或多方面的损害,导致认识和知晓事物的过程效率的降低或功能的受损。

二、什么是认知康复

传统意义上的认知康复是使用一系列治疗技术来帮助改善受损的知觉、精神活动、行为技能等。现代认知康复是指可以提高或改善患者处理和利用信息、提高日常生活活动能力的治疗过程,从而减轻或改善脑外伤后引起的认知障碍。

三、脑外伤后容易产生的认知问题

脑外伤后主要的认知问题有:①信息处理的速度和效率降低;②注意障碍;③记忆障碍和虚构;④推理、判断问题;⑤计划和组织困难;⑥决策困难及不能解决问题。

四、注意障碍

(一)什么是注意

注意一般是指人们集中于某种特殊内外环境刺激而不被其他刺激分散的能力,是一个主动的过程。

注意障碍是指当进行一项工作时,不能持续注意或注意持续时间短暂,容易分散,是脑外伤的后遗症。比较常见的是不能充分注意,但对刺激有反应,如声音或物体;比较严重的注意障碍包括不能把注意从一件事转到另一件事,或分别注意同时发生的两件事情。注意障碍有一些典型表现,如患者可能会常抱怨在一定时间内不能做一件以上的事情,不能同时处理一项以上的活动;还可能容易被环境中的声音和情境所干扰分心,或者很难在某个活动和谈话中集中注意力;患者思维速度可能很慢,需要更多的时间做出决定或跟上他人的节奏。

记忆、交流、解决问题和其他较高水平的认知和知觉功能性活动都需要注意的参与。注意代表了基本的思维水平,注意障碍对其他认知领域有负面影响。因此,注意的改善是其他认知障碍训练的前提。

(二)注意的分类

1. 无意注意

无意注意是一种事先没有预定目的,且不需要意志努力的注意。日常生活中人们常常不由自主、不知不觉地被新颖或有趣的事物所吸引,即属于无意注意。它是一种被动的注意,不易产生疲劳。

2. 有意注意

有意注意是一种积极主动地服从于当前任务的注意。如学生上课时将注意力集中在老师的讲课内容上,考试时将注意力集中在卷面上,这些都是有意注意。它受人的意识支配和控制,是注意的一种高级发展形式。由于有意注意需要一定的意志努力,因此易产生疲劳。

(三)注意的水平

1. 重点注意

重点注意是对特殊感觉(视觉、听觉、触觉)信息的反应能力。如观察某人时,注意其特殊的面部特征、言谈举止的细节等。

2. 持续注意

持续注意是持续一段时间注意某项活动或刺激的能力,与警觉有关,它取决于紧张性觉醒的维持水平。这也是信息处理的底线,如开车、看电视,在功能训练中观察患者等,都需要此类注意。

3. 选择性注意

选择性注意是选择有关活动任务,而忽略无关刺激(如外界的噪音、内在的担心等）的能力，例如，在客厅里别人看电视，你却在看报纸或做作业，这与有意向选择某项活动有关。

4. 交替注意

交替注意是两项活动之间灵活转移注意重点的能力，例如，正在做某项工作时，电话铃响了，你会暂停工作去接电话，再恢复工作。

5. 分别注意（同时注意）

分别注意（同时注意）是对多项活动同时反应的能力，如开车时，边开车边与旁边的乘客说话。

这五种注意水平能够在意识支配下自动发挥作用。大多数活动都需要两种以上的注意。有意识的注意一般缓慢又费力，需要集中精力并涉及一系列处理过程，如学习新技能、解决某个问题等。自动注意则较快，如展现已知的技能。

此外，根据注意时有无动作及其场合，注意又可分为动作性注意、行为性注意（直接朝着刺激方向思考和行动的能力，也包含对刺激察觉和定向的能力）和空间注意（定向和注意一侧空间的能力）。

（四）常见的注意问题

1. 觉醒状态低下

患者会出现对痛、触、视、听及言语等刺激的反应时间延迟，不能迅速、正确地做出反应，以及对于刺激的反应能力低下。

2. 保持注意障碍

保持注意障碍指注意的持久性或稳定性下降。在持续和重复性的活动中，患者较长时间将注意力集中在一定刺激上的控制能力丧失，导致不能阅读书报、听课；在训练时不能将注意力长时间保持在所进行的活动上，进而影响康复效果。

3. 选择注意障碍

不能有目的地注意符合当前需要的特定刺激及剔除无关刺激。患者很容易受自身或外部环境因素的影响，使注意力不能集中，如不能从混放在一起的各种物品中挑出指定物品，不能在嘈杂的环境中与他人进行对话，丧失了从复杂或嘈杂背景选择一个刺激的控制能力。

4. 转移注意障碍

患者不能根据需要及时地从当前的注意对象中脱离，并及时转向新的对象。如果患者是一位学生，则无法交替地听老师讲课和记笔记；在进行康复训练时，患者在指令下从一个动作转移到另一个动作会出现困难。

5. 分配注意障碍

患者不能同时利用所有有用的信息，表现为不能在同一时间做两件事。例如，患者可以在他人的监护下行走，但是当另外一个人从他面前走过并向其打招呼时，就会因失去平衡而止步、踉跄，甚至摔倒，这说明他没有足够的注意力同时兼顾行走和其他情况。

（五）注意有时间上的节律性变化

患者注意的不同方面存在着 24 小时的周期性节律变化。例如，有意识或费力的注意过程在上午良好，午饭后下降，下午又再次升高；但自动注意过程整天无波动。一般而言，警觉与觉醒上午开始在较低水平，到晚上逐渐上升到高峰水平。脑损伤后，生物节律可能被改变。节律的破坏也是影响注意的因素之一，专业人员在设计促进脑外伤后最佳注意恢复训练时，应考虑这种生物节律的波动。

（六）有注意问题患者的常见表现

（1）需要高度集中注意的活动变得困难。

（2）比较容易和熟悉的活动可能需要更多注意。

（3）觉醒水平降低，行为表现慢，在所有活动中都需要集中注意。

（4）觉醒水平增高导致紧张，干扰复杂活动。

（七）注意障碍如何进行居家康复

1. 康复原则

注意障碍的康复只是认知康复的一个方面，但只有纠正了注意障碍，记忆、学习、交流、解决问题等认知障碍的康复才能有效的进行。因此，在训练中应遵循如下原则。

（1）每次训练前，在给予口令、建议、提供信息或改变活动时，应确信患者有注意；如果可能，要求其复述已说过的话。

（2）尽可能在丰富多彩的生活活动中，提高注意与应变力。

（3）避免干扰，治疗应先在一个安静、不会引起注意分散的环境下进行，逐渐转移到接近正常或正常的环境中执行。

（4）当患者注意改善时，逐渐增加治疗时间和任务难度。

（5）教会患者主动观察周围环境，识别引起潜在的精神不集中的因

第十一章　脑外伤患者的认知问题及应对方法

素，并排除它们或改变它们的位置，如电视机或开着的门等。

（6）强调按活动顺序完成每个步骤，并准确解释这样做的原因。

（7）与患者一起制订目标并经常督促。

（8）在注意训练的同时，应兼顾其他认知障碍的康复，如记忆力、定向力、判断力及执行功能等。

2. 训练方法

（1）信息处理训练

①兴趣法：用患者感兴趣或熟悉的活动刺激注意，如使用电脑游戏、专门编制的软件、模拟的应用等。

②示范法：示范需要患者做的活动，并用语言提示他，以多种感觉方式将要做的活动展现在患者面前，这样有助于让患者知道集中注意的信息。如打太极拳，一边让患者看到刚柔共济、舒展流畅的动作，一边抑扬顿挫地讲解动作要领，使患者视觉、听觉都调动起来，加强注意。

③奖赏法：用词语称赞或其他强化刺激增加所希望的注意行为出现的频率和持续的时间，期待的注意反应出现之后，立即给予奖励。

④电话交谈：在电话中交谈比面对面谈话更易集中患者的注意，这是由于电话提供的刺激更专一。因此，应鼓励未住在一块的家人、亲友、朋友打电话与患者聊天，特别是聊他所感兴趣的话题。

（2）以技术为基础的训练：不仅要集中注意，尚需要理解、判断能力。

①反应时训练：通常首先采用简单的反应时作业，改善和提高对于刺激的反应速度。此外，有些粗大的运动活动也可用于增强和加快刺激的反应能力，如投球等。

②注意的稳定性训练：A. 视觉注意稳定，在训练过程中，要求患者与家属保持目光接触，训练其注视固定和追视移动的目标。此外，还可以采用形状或数字划销作业。按照要求划销指定形状或数字。随着症状的改善，选择要求注意保持较长时间的作业进行训练。B. 听觉注意稳定，家属念一串数字，要求患者在听到数字"3"时举手示意；在每听到3或6时举手示意；随后告诉患者，3和6会紧跟在一个按大小顺序排列的数字之后出现，如6将紧跟5后面出现，3会在2之后出现，即5、6、1、8、9、2、3、7、0、4、5、6、9……③静坐放松训练，是提高注意稳定性不可忽视的重要手段，通过静坐，使患者全身放松，情绪稳定，对进入特定情况十

分有利。

③注意的选择性训练：提高注意的选择性主要是通过增加各种干扰来实现。

视觉注意选择：将一张有错误选择的纸作为干扰放在划销作业纸的上方，使患者寻找和发现指定数字或形状变得更加困难；也可以通过阅读分类广告或菜单，找到指定项目或内容，从而提高视觉功能水平。

听觉注意选择：从有背景声音（可以是音乐或噪音）的音频上听及指定数字或字母。如果患者有选择注意障碍，也可以一边进行一项活动（如算术作业），一边播放录有新闻、谈话或音乐的音频。音频内容的选择取决于患者的兴趣。

④注意的转移训练：如果患者存在注意转移障碍，无论采取何种训练，基本方法是为患者准备两种不同的作业，家属发出指令"变"，要求患者要停止当前作业而改做另一项作业。具体方法可以选择划销奇数作业或划销偶数作业、加减法计算，也可用"大小"作业，即将"大"字和"小"字分别用大号和小号字体写在纸上，要求患者根据所写的字和字的大小，将其分别念出。或纸上用红笔或黑笔写出"红"和"黑"两个字并随机排列，颜色的名称可以用不同颜色的笔写出，如用红笔写"黑"，用黑笔写"红"。要求患者根据家属的口令，或说出字义，或说出字的颜色。

⑤注意的分配训练：一个人的注意分配能力是否正常，与其是否熟练掌握其中一项技能，以及是否形成相互的关联系统有关。因此，技能训练多以多种技能的协调性训练成为注意分配的主要内容。例如，患者在达到边走路边聊天的能力之前，首先必须提高步态和姿势的稳定性。

（3）对策训练：在对策训练中，并非强调训练某种特定的注意技能或品质，而是重点训练对策的应用。对策是指调动患者的自身因素以学会自己改善注意障碍的一些方法。自我指导是针对注意分散、有离题倾向或过分注意细节患者的策略之一，要求患者在进行某一特定作业时大声口述每一个步骤，在此过程中集中了注意，同时也抑制了注意的分散和刻板的行为。鼓励患者大声的自我提示，如"我必须集中精力，看着正在和我说话的人"。逐渐提示患者将大声口述转为内心的默默提示，最终成为自身内在的能力。此外，患者在学会有意识地不断提醒自己在注意各部分细节之前，首先要获得一个全局观念；在对一个所观察的事物做出反应之前，应注意全部内容并积极主动的搜索其他有关信息，如观察并指出两张照片上的差异。

（4）训练与环境的适应性调整：训练的适应性调整或改造的目的是为了最大限度地降低对注意的要求。在训练的初期，应减少或限制一次呈现给患者的信息量。例如，简化作业指导，一次仅指导一个步骤；减少一次呈现给患者的项目或供其选择的数量；预先准备好某项作业活动所需的相关物品；将训练分解，一次仅利用其中的一个成分。有研究表明，注意障碍的患者在进食时，若在其面前仅仅摆一只碗和一双筷子，将会大大减少辅助量。

随着患者注意的进步，可逐渐延长训练时间并增加训练的复杂程度。例如，在进行猜测游戏时，先取两个透明的杯子和一个弹球，在患者的注视下，将一个杯子扣在球上，让他指出哪个杯下有球。反复数次无误后，改用两个不透明的杯子，此时他已不能透过杯壁看到球，操作同前。让患者指出哪个杯中有球。成功后改用3个或更多的不透明杯子和一个弹球或更多颜色不同的弹球，将球分别扣在不同的杯下，让患者指出各种颜色的球被扣在哪里，移动容器后可再追问。

开始训练时应在有组织、整齐和安静的环境中进行。应当限制环境中杂乱和分散注意的各种因素，如拔掉电话线，关上窗户、收音机等。随着患者注意的改善，环境逐渐接近正常，不要刻意组织、安排环境。

（5）综合性训练：要处理或代偿的策略取决于患者在日常生活中所面对的特殊挑战。如果患者是一名接待员，那他需要学习在工作环境中怎样消除分散注意的技能，保持警觉直到活动完成为止；如果患者是一名在校学生，则需要学习在上课期间如何改善记笔记和做指定作业的策略，滤掉课堂背景噪音的同时集中听讲，组织和学习准备考试的材料，参加考试。由此可见，日常生活活动中的注意训练因人而异。

五、记忆障碍

（一）什么是记忆

记忆是过去经历过的事物在头脑中的反映，是一种动态过程，一般是指既往经历、信息的获得、保留与提取。由于记忆功能的存在，使人们能够利用以往的经验，学习新知识。传统三段式记忆模式如下。

1. 感觉性记忆

感觉性记忆包括视觉、听觉、触觉信息的输入及短暂的加工处理。感觉性记忆是信息能否储存的关键，易受注意的影响。当作用于感觉器官的各种刺激消失后，感觉并不随着刺激的消失而立即消失，仍有一个极短的感觉信息保持过程，保持的时间以毫秒计，最长 1~2 秒。

2. 短时记忆

短时记忆又称工作记忆，是记忆能力的临时储存库和过滤中心，将信息放在大脑中长期保存或忘记，是感觉记忆和长时记忆的中间阶段。翻译的口译过程、查号台的服务、学生听课做笔记等都是短时记忆的功能表现，一般情况下，信息在短时记忆中仅存 30 秒左右。

3. 长时记忆

长时记忆指信息在头脑中长时间保留的记忆，保留信息的时间在 1 分钟以上，包括数日、数年直至终生。信息来源是短时记忆阶段加工后的内容，一般经过复述而储存。长时记忆是信息的永久性仓库，其容量几乎无限大，永远不会"仓满为患"。储存在长时记忆中的东西不用时处于一种潜伏状态，只在需要时才被提取到短时记忆中。在长时记忆中储存的内容一般分为陈述性知识（回答"是什么"）和程序性知识（回答"怎么做"）。

（二）脑外伤患者常见的记忆障碍

记忆障碍是脑外伤后患者最常见、持久的症状之一，可能伴随患者一生。

1. 记忆损伤

记忆损伤表现为不能重复刚听到的几个词（瞬时记忆），忘记刚才家属来看他（短时记忆），忘记脑外伤前几年的事情（长时记忆）。

2. 虚构

虚构是患者以从未发生的经历回答提问，回答不仅不真实且奇特、古怪，或者用以往的经历回答当前的提问。虚构是一种较严重的记忆障碍。

3. 遗忘症

遗忘症是当患者意识恢复后常见的记忆障碍。外伤后遗忘症期间是指从受伤起到恢复正常记忆的时间段。部分患者可发生持久的近事遗忘、虚构和错构，称为"外伤后遗忘综合征"。

第十一章 脑外伤患者的认知问题及应对方法

（三）记忆障碍如何进行居家康复

1. 环境适应

（1）家用电器的安全：通常使用的电水壶、电炊具、电灯等，设计隔一段时间可自动关闭的装置以避免危险。

（2）避免常用物品遗失：把眼镜架系上线绳挂在脖子上，把手机、电子助记产品别在腰带上，可有效预防遗失。

（3）简化环境：物品放置井井有条，突出要记住的事物。将重要的物品（如笔记本、钱包、钥匙等）放在室内显眼固定的地方（如进出家门必经之地），以提醒患者出门时不要遗忘。每次用过之后再将它们都放回原来固定的地方。在生活中养成习惯，例如，每天以同样的顺序收集衣服和穿脱衣服，在同一个地方穿脱鞋子，就可在相同地方找到物品。在前门的旁边设立"记事栏"，安装壁柜，将第2天需要记住并带走的东西记在"记事栏"里，在壁柜里专门放上这些物品。

如果患者记忆系统失去了，可以通过环境重建，以满足他们日常生活的需求。

2. 外在记忆辅助工具

如果患者年轻、记忆障碍不太严重，且其他认知问题较少，可利用身体外在的辅助物品或提示来帮助记忆的方法，常用的辅助工具有以下几种：

（1）记事本：是一种最通用有效的方法。如果患者可以阅读，也能书写，可以记下地址、电话号码、交通线路，列出要做的事等。使用时，要求患者能理出主要成分、关键词。开始每15分钟为一段，记忆能力提高后酌情延长并在实际生活中学会使用。每天应在不同的时间给予患者充分练习使用记事本的机会，以建立患者使用记事本的习惯，熟悉使用方法、时间。例如，预约在某日开会，请患者于某时会面，为他人庆祝生日等。

如果患者会使用电子记事本等数码产品，那么此种方法对他们会有更大的帮助。此外，家中的挂历、台历也是很有用的记事本。特别是针对脑外伤前就习惯使用的人群，可以将一些特殊的活动、计划要做的重要事情记在上面，随时查阅。

（2）活动日程表：将有规律的每日活动制成醒目的日程表贴在患者常能看的地方，如床头边、卧房门上。开始时需要家属经常提醒患者看日程表，让他知道什么时间应该做什么。

（3）学习并使用绘图：如果患者伴有空间、时间定向障碍，可用大地图、大罗马字和鲜明的路线标明常去的地点和顺序，以便利用。

（4）记忆提示工具：①清单，为患者列出要记住的事情清单，让他按清单完成任务。②标签，在橱柜、衣柜及抽屉、房门上用易粘贴纸条做标签，写上内置何种物品及其位置。③记号，在日历牌上做记号，以提醒患者记住重要约会和事情。④言语或视觉提示，口头提示有关的问题，同时让他看有关的图画等。

如果患者存在记忆障碍，可能很难记住去使用其他的记忆辅助工具，而是需要反复进行专门的使用训练才能记住去使用它们。所谓"成功的使用"有两层含义：一是根据需要，能够主动地选择某种特定的辅助工具；二是自己能够有效地使用这种辅助工具。为达到成功使用的目的，家属必须坚持训练并鼓励患者练习在各种情况下启动和使用某种特定的辅助工具。外部辅助工具的使用训练应逐步进行。在治疗开始阶段，允许在他人的帮助下使用某种辅助工具，经过训练，逐渐过渡到患者自己独立、主动使用该辅助工具。可将患者独立使用辅助工具的次数制成图表，通过这种反馈方式进一步鼓励和调动患者的积极性。为了使提示更为有效，提示的时间应尽量靠近执行活动计划的时间，如用手机闹钟提示"半小时后吃药"，患者很可能由于记忆障碍很快忘记提醒。

此外，需要告诉患者使用这些辅助工具不会延缓记忆的自然恢复，要根据患者的兴趣和他自身的意愿选择适宜的方法，如把一个笔记本给文盲是无法使用的。应充分重视患者的体力及耐力，当他需长期使用记忆辅助工具时，他人给予的协助会非常重要。

3. 内在记忆辅助工具

尽管外在辅助工具和环境适应对脑外伤记忆障碍患者帮助很大，但这种方法不可能为日常生活需要的方方面面提供足够的支持。例如，虽然一个人的名字可记在笔记本上，当在社交场合下向某人问候时，不可能通过翻看笔记本寻求帮助。因此，需要学习一些内在记忆策略。

学习的基本原则是记忆康复不能从头开始，凭空而起。绝大多数患者并不是所有的记忆都丧失了，通常只是在某些时候记不住一些事情。在记忆重建过程中帮助强化仍留在记忆中的部分，这是一个自然渐进过程。

（1）内隐记忆法：完成一些无须人们主动回想的认知操作也能体现

第十一章 脑外伤患者的认知问题及应对方法

出对学过信息的保持现象,称为内隐记忆;要求人们有意识地主动回想的认知操作称为外显记忆。脑外伤患者的外显记忆受损而内隐记忆趋于正常,即脑外伤后记忆的损害是选择式的。

脑外伤患者外显记忆受损,但内隐记忆存在。脑外伤患者自觉努力进行回忆的能力下降,在潜意识中有失败的体验,遇到类似的情景易紧张。这些情绪会导致自信心下降,而这样信心缺乏则会产生暗示作用,不利于机体潜能的发挥。内隐记忆则是在无意识状态下进行,去除自我压抑来猜测,易于成功,可使患者获得成功的体验,增强自信,从而产生愉快、轻松的情绪,这些积极的情绪有利于回忆,有利于机体潜能的发挥。在进行某项活动的过程中,患者不会意识到自己拥有对某方面的学习记忆,但因为内隐记忆存在,所以会不知不觉地表现出记忆效果,使学习过的信息不经意地被唤醒。平时与患者交谈尽量少用"尽量记住""仔细想想""集中注意"等词语,以免加重紧张、焦虑情绪。

(2)无错性学习法:大多数正常人可以从错误中学习或吸取教训,因为正常人可以记住并在以后的学习中努力避免再犯错误。但脑外伤记忆障碍患者往往不能记住他们的错误,也难以纠正错误。如果行为是错误的,患者在从事这种行为活动中有可能会强化它。无错性学习就是在学习过程中没有错误的学习,它有两个重要特征。①无错性学习法不是某种具体的训练方法,而是一种训练技术,贯穿于整个学习过程中,在接受这种学习时不给犯错误的机会,传统学习过程中出现的错误反应可以被避免;②训练时为避免犯错,直接给患者正确答案或让他执行不可能出现错误的任务。

无错性学习法可分为两类。①标准化的无错性学习法:在多种学习任务中给患者同样的新信息,要他重复或写下这个信息,即家属直接告诉他正确答案,要其记住;②改良的无错性学习法:需要家属说出各种丰富的词语,利用线索诱导患者说出正确答案。标准化的无错性学习法类似于死记硬背的学习,是正确信息的不断重复。一般来说,改良的无错性学习法训练效果较标准化的无错性学习法效果好,给予的词语和线索越丰富,记忆也越持久。

无错性学习并不是对所有内容的记忆都是最好的,特别是对复杂信息的提取。例如,以姓名的首字母为线索或以相片为线索测试时无错性学习比有错性学习有优势。在写笔记时,无错性学习和有错性学习效果接近;

而在路线学习时,有错性学习更好。在丰富的环境下进行无错性学习训练,更有助于改善患者的记忆功能,这可能是由于外显记忆和内隐记忆联合作用,增强了患者的记忆功能。

4. 助记术

(1)图像法:即把将要学习的字、词或概念幻想成图像,这是记住姓名的好方法。例如,可引导患者将一个人的形象、独特的面容特征和他的名字结合起来,更容易记住这个人的名字。

(2)层叠法:将要学习的内容转化成图像,再层叠起来,让患者记住这幅图像而不是词语。如要记住雪茄、青蛙、苹果、酒这组词语,可让患者去想象:在一只大青蛙的嘴里含着一只大雪茄,这只青蛙坐在一个又红又亮的苹果上,而苹果正放在酒瓶上。

(3)联想法:当试图回忆一件事时,想到有关的信息,或将新学的信息联系到已存在和熟悉的记忆中,在大脑里产生一个形象,有助于记住它们,称之为联想法。例如,别人介绍一位新朋友时,这个新朋友与患者以前熟悉的老友同名,一想到老友的音容笑貌,也就记住了新朋友的名字。要记住电话号码"87335100",引导患者想象8个73岁的老人,爬到3座山上去看5位100岁的老和尚。

(4)故事法:将所要记忆的重点转化为一个简单故事,使这个故事中包括需要记住的内容。

(5)现场法:通过创建一幅房子的视觉图像来帮助记忆。例如,如果患者想记住买汽水、薯片和肥皂,他可以想象屋子里的每个房间,看见厨房里水气溢出来撒到地板上,在卧室里薯片洒落在床边,在浴室的浴缸里布满了肥皂泡泡。在百货商店里,患者可以想象在屋子里漫步并看到了每个房间里物品的情景。

(6)倒叙法:倒回事件的各个步骤找到遗漏的物品或回忆一件事。假如不慎将购物清单留在家里,通过想象购物清单写在什么纸上、在纸上的具体位置、写清单时的情景等,均有助于回忆起购物清单的具体内容。

(7)自问法:当回忆一件事时,问自己一些问题,开始是一般性的问题,探索情景时,要多问一些特殊的问题。

(8)数字分段:是一种有效记忆数字的基本方法,如门牌号码和电话号码的记忆等。例如:要记住"87335100"这个电话号码,可以将其分为"8733""5100"或"87""33""51""00"几组数字记忆。在银行柜员机使用密码取钱时,就可使用数字组合来记忆密码,这种方法是非常有效的。

5. 书面材料的学习

(1) PQRST法:是预习、提问、评论、陈述和测试的英文缩写,这是记忆书面材料的一种完整理想的学习方法,即理解性记忆。实践证明,此种方法比单纯死记硬背效果要好很多。

(2) 信息检索法:①主动地浏览要记住的材料,查看各个方面,确定整个背景或主题;②自发地把注意焦点转移到不同的刺激点上,如认为是最重要的信息或要记住的细节上;③把注意力集中在要学习的材料上,自己一遍一遍地重复要学习的信息;④将新的事实与熟悉的东西联系起来,把类似的东西归类或组合在一起;⑤把一些事实变成押韵诗或悦耳的曲调,帮助记忆。

6. 注意事项

(1) 助记术的真正价值是用来教患者记住新信息,必须采用这种方法鼓励患者学习。

(2) 在采用图像法时,最好让患者看到实际的图画,而不单纯依靠想象。

(3) 两种学习方法往往比单用一种方法学习更有效。

(4) 要学习的信息应该是现实的,且与患者的日常需要相关,因此最好引导患者去想他们真正需要的东西,而不是来自教科书上的。

(5) 选择记忆方法要适合患者的个人风格、需要和爱好等,并非每位患者都会从同一个策略中受益。

(6) 不要认为教过患者使用助记术后,在一个新的情况下他们就会使用。因为脑外伤患者很难自发地使用助记术。

六、推理或判断问题

(一)技巧性干预训练

1. 故事理解

故事理解包括人际交往故事理解和幽默故事理解,准备相应材料,患者每次完成3~5个故事,具体数量视其兴趣和疲劳程度而定。要求患者阅读故事，每个故事后面有几个关于角色的心理状态的问题，要求患者推断角色的心理活动，并对他可能的错误认知进行纠正和指导。

2. 图片理解

图片理解分为表情图片、新闻图片和漫画图片。表情图片要求患者说出角色的情绪状态。新闻图片要求患者编一段小故事，长短不限，要包含角色的心理状态，不能完成者则由家属提一个角色心理状态的问题，要求患者来回答。漫画图片要求患者说出漫画所表达的故事，以及该故事主要角色的心理状态。每次完成图片5~10张。完成任务后，都应及时给予反馈。图片要求围绕推理能力，问题清楚。例如，可根据患者的情况挑选面部局部特征或整体特征的图片进行理解、辨认、判断。

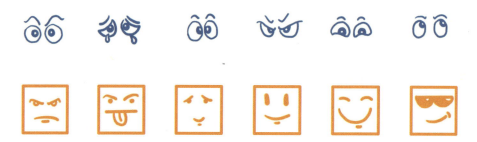

面部特征

3. 对比与分类

从粗分类到细分类。如将食品进一步细分为肉、奶制品、蔬菜、豆制品、水果等。向患者出示成对的、有共同点的物品或词语，如玫瑰－菊花、手表－皮尺、床－椅子等，让患者回答每一对物品有何共同之处。

（二）认知性干预训练

可采用基于现实生活的康复训练方法，引导和增强患者对推理能力的理解和正确运用。第一步，家属需要和患者讨论推理能力的定义和意义，帮助患者认识推理能力的含义和重要性。例如，患者与家属最近发生了冲突，分析冲突事件中的心理推理能力因素，推测当事人的心理状态，分析冲突产生和缓解的原因。第二步，在生活事件讨论之外，增加情景扮演和家庭作业，患者与家属一起扮演常见的社交情景，如看医生、到小区活动中心参加活动、购物、打电话、拜访亲友等。在活动中应及时发现和指出患者在推理时的认知歪曲，并和他一起探讨合理的思维方式。布置家庭作

第十一章 脑外伤患者的认知问题及应对方法

业,要求患者写出推理能力的定义和意义,随后要求患者记日记,内容包括每天发生的事件、自己对事件的看法、推测涉事人对事件的看法、自己采取的行动和行动可能带来的效果。训练患者进行自我观察,记录下自己的真实想法,并对此进行分析和讨论。第三步,要求家属陪同患者实地完成社交任务,如拜访亲友、购物、参加社区活动,记录完成情况,事后一起进行回顾、分析和讨论。

七、执行功能障碍

(一)执行功能障碍的表现

执行功能障碍的患者可能表现为言语和行为紊乱、无目的的行为、异常的或不适当的人与人之间的关系,以及冲动或持续性固执的想法和行动。许多脑外伤患者难以选择并执行与活动有关的目标,不能找到有效解决问题的方法。执行功能有障碍往往对其他治疗的反应很差。

(二)有执行功能障碍的患者如何进行居家康复

1. 针对执行功能包含的每个能力的不同特点制订康复策略

(1)针对注意和抑制能力:手部练习,按顺序做出几个手部动作,并让患者重复动作数次;或者令患者做出与家属设计"相反"的手部动作。例如,当指导者伸出拳头时,患者就做拍手动作;而当指导者做拍手动作时,患者就做出伸拳动作。

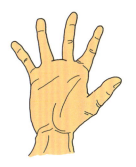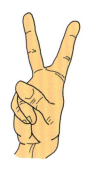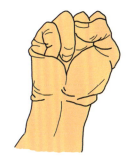

手势

(2)针对理解、计划、注意、视觉图形重建等能力训练:钟表训练是让患者自己画钟(要求他画出一个时钟的表盘,并标出时钟时刻,练习指针指向 8:20、10:40 等),如果患者完成有困难,也可以让他仿照家属画的来完成。

（3）针对计划及解决问题的能力训练：安排患者参与日常生活相关的活动，如行程安排，可由家人随同其到小区附近的超市或商场购物（掌握怎样找寻到达指定地点的途径，怎样提前预算，区别并选购指定与非指定产品，怎样付款与结算，怎样解决问题、困难等）；进行数字排列训练、物品分类训练、假设问题的处理、从一般到特殊的推理训练等。这样的训练更贴近日常生活，可提高训练的积极性和主动性，能最大限度地挖掘患者残存的执行功能，改善现有的执行功能。

（4）提出信息：取一张当时的报纸，让患者找出尽可能多的不同种类的信息并叙述，叙述不完全时，再对患者进行提问。提问时间可稍加延长，以核实患者是否真正了解，并给予相应的分数。再次训练时，如分数增加，即可看出进步。

（5）排列顺序：将数字、字母、星期、月份、年份等内容制成独立的卡片，每次一组，打乱后让患者重新按顺序排好。

（6）物品分类：制作与日常生活相关的食物、家具、衣物、电器、洗漱用品等的卡片，每类各5种，打乱后让患者分类。例如，制作下图卡片，打乱顺序后让患者进行分类，并说出分类的名称。根据患者的情况，可增加卡片的数量和分类的种类。卡片的选择尽量贴近日常生活，或者与患者过去的职业、兴趣相关。

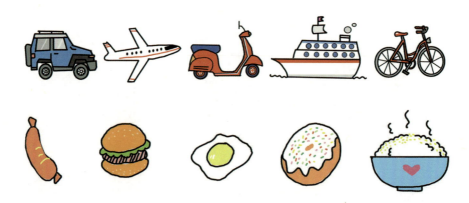

日常物品及食物

（7）从一般到特殊的推理训练：向患者提供一类事物的名称，让他通过向家属提问的方式，推导出究竟是何物。如告诉患者为食物，他可以

第十一章 脑外伤患者的认知问题及应对方法

问：是不是蔬菜？如回答是，他可以再问：是叶子、茎类还是根类？如回答是根类，他可以再问：是长的还是圆的？如回答是长的，他可以再问：是红的还是白的？如回答是红的，患者即可由此推导出是胡萝卜。提问的次数越少越好。

（8）解决问题能力训练：可以由浅入深地让患者解决日常生活中设想的问题，如怎么刷牙？煎鸡蛋？丢了钱包怎么办？忘带钥匙怎么办？到新地方迷路怎么办？

（9）针对时间感和对事物的评估能力：反复练习和加强时间的定向感，同时在现实活动中强化使用。例如，练习时间感（可以监督患者规律作息并给予秒表、日历等辅助器材，让其渐渐了解、熟悉时间并将其加以运用）；或者让患者有意记录看完一集电视剧的时间等。

（10）针对计划、思考能力训练：采用手动迷宫游戏，通过双手控制游戏盘面的高低，使一钢珠沿盘面上所绘迷宫路线行走，同时避开使散布路线旁的小洞。若钢珠不慎落入小洞中，可直接从失误的地方继续前行，无须从头再来。可以通过将盘上的小洞用胶带封住来调整游戏难度。

（11）针对计算、归类、计划、组织、监控、认知灵活性和工作记忆等训练：词语流畅性和任务转换练习，令患者练习在有限时间内（30秒）最大限度地说出节日、水果等名称。训练其对系列刺激（如数字1~9）完成简单操作（如判断大小或奇偶），可以一直完成同一种操作（如AAA……或BBB……，A和B分别代表判断大小和判断奇偶），也可以交替完成两项操作（如AABBAABB……）。

以上各种训练，均应得分达到80%或以上，方可增加难度或更换训练项目。根据患者的耐受和反应，上述所有训练并非要在一日之内做完，可以每天选择其中的2~3种进行训练。

2. 目标管理训练

要求患者对复杂现实任务的目标进行管理和调整，总结完成目标的成功和失败经验，提高目标改变的意识。需要完成3个步骤的训练，包括对任务终止的留意状态；目标的制订及详细说明；学习并按照这个步骤检查是否按计划完成任务。

3. 有氧运动

能改善脑外伤患者的信息处理速度和记忆力，联合运动和娱乐的训练方法可改善脑外伤患者的执行功能和记忆功能。

第二节 居家认知康复的应知应会

一、居家认知康复的原则

（1）训练计划个体化。

（2）训练由易到难，循序渐进：当患者有进步后，再逐步增加治疗时间和难度。

（3）训练环境要适宜：刚开始训练时应选择安静、避免干扰的环境，逐渐转移至接近正常生活的环境中练习。

（4）教育与指导：认知康复的训练是一个长期的过程，应不断对患者明确其重要性，并鼓励其积极参与、长期坚持。

脑外伤后一些认知功能会随时间而改善，但有些认知障碍却是永久性的。所以，不同类型和程度的认知障碍，其康复疗效不同，且受多方面因素的影响，如学习及适应能力、开始康复的时间、个人动机、自我意识和训练信心、家属的支持、训练环境等。要了解患者现存的认知能力，确定训练方法，以促进日常生活技能改善。脑外伤后开始康复的训练越早，认知功能恢复也越好。

二、居家认知康复的总体策略

脑外伤认知康复的治疗策略分为功能性恢复和代偿性恢复。功能性恢复旨在通过反复训练恢复丧失的功能，侧重于改善某种特定的功能。而代偿性恢复侧重于对已有认知障碍的适应，主要采用功能代偿和环境适应的手段，针对患者在日常生活中的活动能力进行直接的技能训练，学习代偿方法，加强练习受影响的日常生活功能，克服残损，增强学习能力。

代偿性恢复可能在某些时候有恢复性效果。因此，这两种策略不是截然分开的。虽然在治疗中两种方法各有侧重，某些认知康复训练也使用单一的策略（如计算机辅助的认知训练），但脑外伤的居家认知康复大多是两种策略的混合，通常不针对某一种认知缺陷，而且需要将患者的性格、

第十一章　脑外伤患者的认知问题及应对方法

情绪、生活和社会等多维因素都考虑到康复计划中。通常在脑外伤后早期以功能性恢复为主，逐渐增加与实际生活相关的代偿性恢复和适应训练的治疗比重。随着生活范围的扩大，逐渐增加对社会资源的利用及对患者的宣教，通过环境调整，使患者日常生活能够自理、恢复人际交往及就业能力。

三、居家认知康复的主要模式

（一）认知活动刺激

认知活动刺激主要是让患者参与一些日常活动，如玩纸牌、下棋、打麻将、玩拼图游戏、玩智力游戏、玩拼字游戏、读报纸及书本等，多参与有意义的活动是非常重要的。

（二）基本认知能力训练

基本认知能力训练的目的是利用患者现有的基本认知能力加以训练，从而增强运用认知能力的技巧。可采用纸笔练习或电脑、iPad辅助治疗。技巧、练习的时间和次数对训练的效果非常重要。基本认知能力训练过程重点训练对日常生活活动的转移能力。转移的最终目标是使患者能做相似认知原理的日常生活活动。

（三）认知功能技巧训练（补偿技巧训练）

认知功能技巧训练（补偿技巧训练）的目的是帮助患者找寻适当的方法或技巧，从而适应日常生活活动的要求。训练方法是使患者运用或改良内在的技巧、方法或外在辅助方法来处理日常生活问题。认知功能技巧训练在恢复功能方面扮演重要的角色，也是脑外伤认知康复中最重要的一环。外在方法较为有效，且所需要的训练时间较短，因而被广泛使用；内在方法则适用于较年轻及受教育程度较高者。另外，也可以利用小组模式来增强患者学习的动机，不但可以使患者投入自己的学习中，还可以使患者之间相互学习。

1. 内在方法

内在方法有四个目的。

（1）帮助接收信息：如通过不断复述、反复复习或将内容说出来。

（2）帮助贮存信息：如把文字图像化、透过情景和联想、配对联结数字等。

（3）帮助提高组织能力：如新事物要练习已有的习惯、把工作及事件分类或分组。

（4）帮助思考：如用图像和插图加强理解，利用检讨的方法来减少错误的发生。

2. 外在方法

外在方法是利用或借助辅助策略去记忆或组织要做的事情。其中以日记本、日历、事件表、简化工作，以及利用提示、活动时间指南最为有效。

3. 环境改良

环境改良是通过控制及改良原有的工作及家居环境、设施，简化工作程序，令患者适应新的或原有的环境。如果患者学习能力较慢，则适合此类方法。告诉患者最重要的是从容面对，接受自己在某方面的认知障碍，妥善使用现存的认知能力，集中精力逐一完成工作。

四、居家认知康复的注意事项

在家庭认知训练中要使患者保持在最佳注意水平，由简单到复杂，并让患者在训练中有成就感、结束感。在实际生活中，脑外伤后认知障碍经常混杂存在并相互影响。例如，只有纠正了注意障碍，记忆、学习、交流、解决问题等认知障碍的康复才能有效地进行；而在训练注意时，往往也同时使记忆力、定向力、判断力及执行功能得到了锻炼。所以，需要选出主要的功能缺陷并进行综合训练。

经过长时间的重复训练，将步骤简化，再配合环境改良，患者会学习到一定的技能。这时应鼓励患者坚持接受长期的认知训练，以继续训练认知能力及日常生活能力。另外，如果患者比较年轻，重返工作或寻找新工作也是家属的任务之一，通过环境改良、职业训练，以及利用他们已有的内隐记忆和重复性学习，可以进行简单的工作。需要注意的是，家属应给予支持，但不应过分呵护。患者可日常参与社交活动、保持及发展兴趣爱好，例如逛街或协助家属做一些简单的家务操作等。

（谢欲晓　崔婷捷）

第十二章 脑外伤患者的交流问题及应对方法

脑外伤患者会出现各种功能问题，例如，大脑左半球损伤患者会出现语言障碍，而语言是人类沟通交流思想的工具，也是沟通交流最直接、最基本的方式。脑外伤所致的哪些功能异常会影响患者的交流能力呢？

1. 构音障碍

大脑的结构（主要是传导纤维）受损或发音器官受损都会引起构音障碍，患者主要表现为吐字不清。

2. 失语症

大脑皮质的语言中枢受损会引起失语症，不同的语言功能区损伤会出现不同的交流障碍。有的伤者是口语表达障碍，想说但说不出；有的是听理解障碍，听不懂对方的话语；有的是说话启动困难、扩展交谈内容困难；有的是找词困难，说不出物品名称或动词；有的是复述困难，不能跟随复述；有的是书写困难。

3. 听力和听觉障碍

脑外伤会造成患者听力丧失，听不清或听不到声音。也可造成听觉障碍，对听到的声音不能辨别和理解。

4. 视力和视觉障碍

脑外伤会造成患者视力丧失，看不见或看不清东西。也会造成视觉障碍，不知道看到的东西是什么，不能对看到的东西进行分析、判断。

5. 肢体运动功能障碍

脑部或身体其他部位的损伤都可能引起肢体运动功能丧失或下降。例如，右利手受伤会导致手无力、运动不灵活，因此，书写和画画都困难，用书写进行交流的能力下降。

6. 认知障碍

认知障碍包括意识的改变、记忆障碍、听理解异常、失认症、智力障碍等。可表现为找词困难，词汇量少，难以组织话题，不主动交谈，对听到的话语或看到的词句、短文不理解，甚至难以进行语言交流等。

7. 精神心理障碍

有的患者会患焦虑症或抑郁症，表现为沉默不语，没有交流欲望；有的患者会有言语、思维逻辑错乱等。

第一节　脑外伤患者的常见交流问题及应对方法

脑外伤患者常见的交流问题有吐字不清、谈话启动困难、找词困难、跟随谈话困难和阅读理解困难等。

一、吐字不清

（一）脑外伤患者吐字不清的原因

（1）下颌、唇、舌、软腭等发音器官的形态异常。

（2）发音器官的神经、肌肉损伤。

（3）精神心理疾病。

（二）脑外伤患者吐字不清的临床表现

1. 韵母音位构音异常

①韵母鼻音化：在发元音时存在明显的鼻音，如发 /e/ 发成 /en/、/i/ 发成 /in/、/u/ 发成 /un/、/ü/ 发成 /ün/；②韵母中位化：发音时下颌、唇、舌运动不明显，如发 /u/ 时舌位靠前，而发 /i/ 时舌位靠后；③韵母遗漏：发某些复韵母时，其中的某个音位丢失，如 /iao/ 发成 /ia/、/uan/ 发成 /an/；④韵母替代：目标韵母音位被发成其他韵母音位，如 /a/ 发成 /e/、/ü/ 发成 /u/。

2. 声母音位构音异常

（1）声母遗漏：声母被省略，只发出韵母，如 /gu/ 发成 /u/、/ke/ 发成 /e/。

（2）声母歪曲：声母的发音被扭曲，听起来并不只有韵母的发音，但又听不出是哪个声母。

（3）声母替代：包括发音部位替代和发音方式替代，常见的发音

部位替代如 /fei/ → /pei/、/ga/ → /da/；常见的发音方式替代如 /fa/ → /ba/、/ji/ → /xi/。

3. 声调构音异常

汉语有四个声调，常见的声调构音异常是四个声调的发音混淆。

（三）吐字不清的检查

专业人员进行的构音功能评估主要包括构音器官的评估、构音器官运动功能评估、语音评估和语言交流评估四部分。

1. 构音器官评估

由于相关的构音器官评估涉及的专业知识较广，对于非本专业的家属来说，理解上有些困难，可以通过发音器官图了解一下与发音有关的器官以及构音器官评估的相关检查内容。

（1）检查与发音有关的各个器官，包括肺、口部肌肉、下颌、唇、舌、牙齿、硬腭、软腭、咽、喉等。

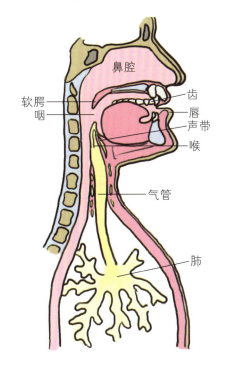

发音器官

（2）检查内容：①观察构音器官的形态是否异常及异常程度；②判断构音器官异常的性质；③检查构音器官的肌肉力量、活动范围、运动的协调性及精确性。

2. 构音器官运动功能的检查

（1）下颌：在自然状态下，观察下颌的结构、位置、口腔开合度。给患者示范下颌向下、向上、向左、向右、前伸、上下连续及左右连续运动，让其模仿。

（2）唇：在自然状态下，观察唇的结构及唇肌力量。给患者示范展唇、圆唇、唇闭合、圆展交替及唇齿接触运动，让其模仿。还可让患者用双唇夹压舌板，检查唇肌力量。

（3）舌：在自然状态下，观察患者舌的结构、位置和形状，给患者示范舌尖前伸，下舔颌，上舔唇，上舔齿龈，左右舔嘴角，上舔硬腭，舌尖前后、左右、上下交替运动，让其模仿。

3. 构音语音能力评估

构音语音能力评估主要检查患者音位情况。测试时，诱导患者发出目标语音，通过听觉感知来判断其构音是否正确（表12-1），包括正确"√"、歪曲"×"、遗漏"○"、替代"实发音的拼音"四种情况。

表12-1 构音语音能力评估记录表表

序号	靶音	结果	序号	靶音	结果	序号	靶音	结果	序号	靶音	结果
S1	zh 桌		12	J 鸡		25	g 菇		38	a 拔	
S2	iang 象		13	Q 七		26	k 苦		39	e 鹅	
1	b 包		14	x 吸		27	k 壳		40	i 一	
2	p 抛		15	zh 猪		28	zh 纸		41	ia 家	
3	m 猫		16	ch 出		29	sh 室		42	iao 浇	
4	f 飞		17	sh 书		30	z 自		43	u 乌	
5	d 刀		18	r 肉		31	c 刺		44	ü 雨	
6	t 套		19	z 紫		32	an 蓝		45	i 椅	
7	n 闹		20	c 粗		33	ang 狼		46	i 鼻	
8	l 鹿		21	s 四		34	in 心		47	wǎ 蛙	
9	g 高		22	b 杯		35	ing 星		48	wá 娃	
10	k 铐		23	P 泡		36	uan 船		49	wǎ 瓦	
11	h 河		24	d 稻		37	uang 床		50	wà 袜	

4. 语言交流评估

与患者谈话,通过询问他本人的姓名、年龄、籍贯、职业等,观察说话音量、音调、清晰度,是否有粗糙音、气息音、震颤、鼻音化,以及出现语音错误的情况。

(四)患者出现吐字不清该怎么办

构音障碍吐字不清的治疗包括构音器官的训练、构音器官运动训练、发音训练和语言交流训练。以下为构音器官运动训练和发音训练。

1. 构音器官运动训练

(1)下颌运动治疗:目的是加强上下颌的运动控制、稳定性、协调性及力量。①自主进行或在家属帮助下把口张开至最大,维持5秒后再放松。②下颌向左或向右移动,维持5秒后放松,重复多次。③把下颌向左右两边交替移动,维持5秒后放松,重复多次。④咬紧牙关后,手指用力压或敲打面部肌肉,也可用震动棒按摩面部。⑤咬牙胶训练,即将牙胶放至磨牙处,让患者咬,训练下颌的稳定性,锻炼面部的肌肉力量。

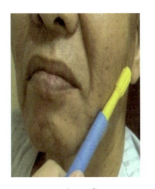
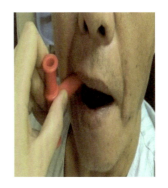

面部按摩　　　　　　　咬牙胶训练

(2)唇运动训练:①唇部的感知觉训练,用震动棒按摩唇部、冰棉签刺激唇部、用手指按压唇部等。②唇肌训练,唇肌张力过高按摩唇部;唇肌张力过低则对捏唇部,用唇夹压舌板做力量训练。③圆唇运动障碍,吹口哨、吹泡泡、用吸管吸水、发 /u/ 音等。④唇展运动障碍,模仿大笑、咧开嘴角、用杯子喝水、发 /i/ 音等。⑤唇闭合运动障碍,按摩唇部、发哑唇音、夹压舌板、出声吻、用勺子进食等。⑥唇齿接触运动障碍,用唇齿夹饼干、舔果酱、发唇齿音 /f/ 等。⑦圆展交替运动障碍,交替发 /i/、/u/ 音,或者交替微笑和噘嘴。

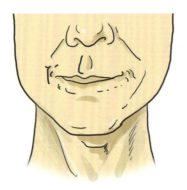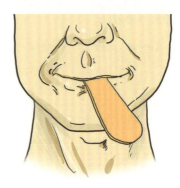

唇肌训练

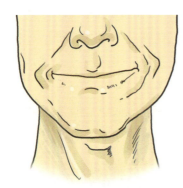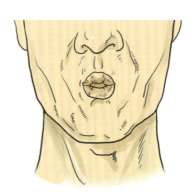

微笑和噘嘴

（3）舌运动训练

①舌感知觉训练：A. 用按摩牙刷刷舌尖、舌面及舌两侧缘，每次刺激5秒，重复5~10次。B. 用冰棉签刺激舌尖、舌面、舌跟，每次刺激5秒，重复5~10次。

②舌肌力量训练：A. 用压舌板向下压舌尖，舌尖做抗阻运动，维持5秒后放松，重复5~10次。B. 向左/右嘴角伸出舌尖，用压舌板抵抗，舌尖做抗阻运动，维持5秒后放松，重复5~10次。

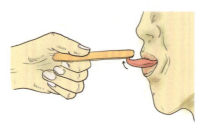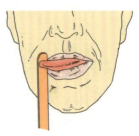

舌肌力量训练

第十二章 脑外伤患者的交流问题及应对方法

③舌向前运动障碍：A.向前伸出舌尖，维持5秒后放松，重复5~10次。B.用舌尖舔下唇，维持5秒后放松，重复5~10次。C.用舌尖舔左嘴角或右嘴角，维持5秒后放松，重复5~10次。D.用舌尖舔唇一圈，重复5~10次。

④舌向后运动障碍：A.用压舌板深压舌后部或向后推舌体。B.舌贴近硬腭向后回缩口腔内，维持5秒后放松，重复5~10次。C.发/u/、/ou/音，促进舌向后运动。

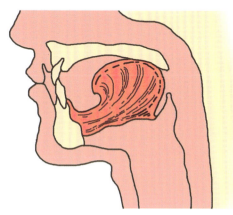

⑤舌尖上抬运动障碍：A.用压舌板、按摩牙刷刺激舌尖。B.用汤匙底压舌中部或用按摩牙刷敲击舌中部，辅助患者做舌尖上抬运动。C.张口使舌尖抬起顶到牙背面，维持5秒后放松，重复5~10次。D.发/d/、/t/等舌尖音，促进舌尖上抬。

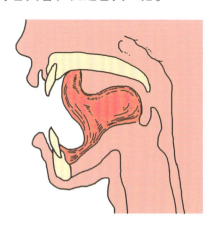
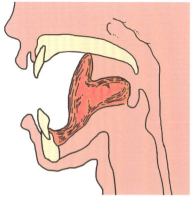

⑥舌前后转换运动障碍：A.进行舌前伸、后缩的交替运动。B.交替发/i/、/u/音等。

2. 发音训练

（1）韵母音位构音异常的矫正流程：发音认识→口部运动治疗→构音运动治疗。如 /i/ 的矫正。①发音认识：下颌高位、展唇、舌前伸、高位、声带振动。②口部运动：促进舌体前伸。③构音运动治疗：单音节构音运动包括一、椅、鼻；双音节构音运动包括弟弟、梯子、一米。

（2）声母音位构音异常的矫正流程：构音错误分析→诱导→音位习得→音位对比→音位强化。①声母构音错误分析：若将 /b/ 发成 /p/，发音部位是正确的，但发音的送气方式不对；若将 /k/ 发成 /d/，则发音部位错误，因为 /k/ 是舌根音，/d/ 是舌尖音。②声母诱导训练：目的是帮助患者诱导出被遗漏、歪曲或替代的目标音，是声母构音训练中最重要的一步。首先要强化患者对目标音位的感知和分辨，让其感知该音位的发音部位和发音方式，然后尝试建立正确的发音。③声母习得训练。通过大量的练习来巩固发音，使患者准确地发出声母与各韵母组合的组合音，包括目标音与单韵母组合（ma）、目标音与复韵母组合（mao、miao）、目标音与鼻韵母（mang）组合。④声母音位对比训练：将容易混淆的声母进行对比强化训练。如 /b/ 和 /p/、/d/ 和 /t/、/g/ 和 /k/ 等。⑤音位强化训练：目的是加强对该音位的灵活运用。

二、谈话启动困难

（一）谈话启动困难的原因

如果脑外伤损伤了 Broca 区前上方的皮质或深层白质，患者会出现谈话启动困难。

（二）谈话启动困难的临床表现

（1）复述功能好，可复述较长的句子，接近正常水平。

（2）言语非流利性，停顿多，说话量少，每分钟说话字数少于 50 个。

（3）说话费力，说话时伴有全身或面部用力。

（4）说话时启动困难，常以手势帮助启动。

（5）不能连贯的叙述谈话内容，以单词、短语表达意思。

（6）说话时扩展和组织语言困难。

第十二章 脑外伤患者的交流问题及应对方法

（三）谈话启动困难的检查

1. 谈话交流

询问患者的姓名、年龄、最近身边发生的事或国家大事等，通过交谈了解其口语表达能力。

2. 看图说话

给患者看些图画，让他描述图画内容或根据图画编故事，观察语言组织能力。

（四）谈话启动困难的训练

可对患者进行命名训练、朗读训练、文字表达训练、交流训练、看图说话训练和沟通技巧训练。训练内容安排要遵循从易到难、由少到多、循序渐进的原则，每次训练时间为20~40分钟。

1. 命名训练

出示图片或实物，让患者说出物品名称。先教吃的、穿的、日用品、身体部位等常用的名词和动词。如果患者有困难，可以给予词头音、姿势语、写字、复述等提示；也可以用些关联词（诗词、成语、故事、谚语等）诱导，如命名"月亮"时，可用"举头望明月"这句诗诱导。

2. 朗读训练

给患者提供单词、词组、短语、短文、诗歌进行朗读训练。根据其朗读功能水平，选择适当的朗读内容进行训练。

3. 文字表达训练

可以通过提高文字表达能力来解决沟通障碍。训练内容根据患者的书写功能分为三个阶段：第一阶段为临摹和抄写阶段（看图抄写、分类抄写、选择抄写）；第二阶段为提示书写阶段，如"家庭地址""姓名"；第三阶段为自发书写阶段，运用便条书写、信件书写、日记书写、作文书写等内容来训练。

4. 交流训练

随时随地与患者进行交谈，看到什么就说什么，并用提问题的方式诱导患者说话、发音，并鼓励患者将学到的语言运用到日常交流中。如做饭前可问患者"今天中午想吃什么菜"，去商场时问他"想买什么"。

5. 看图说话训练

让患者看各种图片，并用短语、短句或长句描述图画内容，如果语言能力较好，可给复杂图片让他根据图片内容编故事。

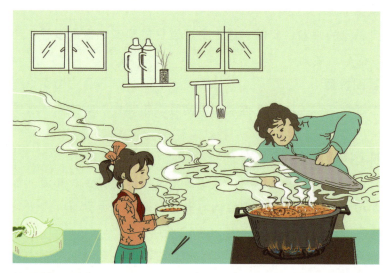

6. 沟通技巧训练

患者的语言功能没有恢复或部分恢复的情况下，可采用语言、文字、手势、眼神、表情等综合方式交流，以便更好地融入家庭和社会。例如，教患者用摇头表示"不要""不是"；用点头表示"要""是"；用勾手指表示让某人来自己身前；用手指指嘴表示要吃饭；用手拍肚子表示饿了；用模仿拿杯的动作表示要喝水等。

三、找词困难

（一）找词困难的原因

找词困难与词的提取有关，也称为命名困难。原因有以下几种。①失语：大脑语言中枢损伤所致的失语，包括命名性失语、运动性失语等。②记忆障碍：记忆力差想不起物品名称。③失认：患者对外部事物的感知丧失，所以不认识以往熟悉的东西。

（二）找词困难的临床表现

（1）在谈话过程中，想说出恰当词时有困难或不能说出，多见于名词、动词和形容词。

（2）在谈话中因找词困难常出现停顿，甚至沉默，或者表现出重复结尾词、介词或其他功能词。

（3）表达时会出现迂回现象，即找不到合适的词时，会以描述说明

第十二章 脑外伤患者的交流问题及应对方法

等方式进行表达。例如,命名"香蕉"困难时,患者可能会说"黄色的、长长的水果"。

(三)找词困难的检查

1. 物体命名

给患者看实物、图片或身体部位,再让其命名。实物如橘子、梨、铅笔、打火机等;身体部位如肩膀、胳膊肘、中指、耳朵等。

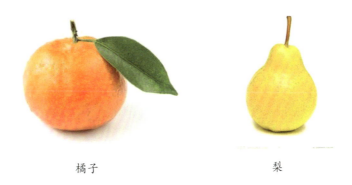

橘子　　　　　　　　　梨

2. 动词命名

给患者看动作图片并让其命名,如喝水、吃饭、跑步、唱歌、睡觉等。

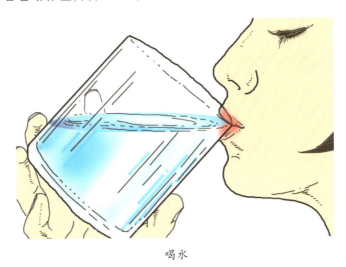

喝水

3. 颜色命名

给患者看红、黄、蓝、绿、青、蓝、紫等各种颜色,并让其命名。

4. 列名

让患者列举蔬菜名称或水果名称。

5. 反应命名

如问患者"天空什么颜色？""去哪可以买到书？""切菜用什么？"等。

（四）出现找词困难的训练

1. 重建命名事物

找词困难可以看作是大脑储存词汇量的减少，可通过重建词汇储备，改善找词困难。即集中几个词反复出现在患者面前，让他连续听读、命名。先选用日常用品、身体部位等词训练。如选用碗、筷子、杯子、茶壶、碟子、勺子等日常用品，训练时一件一件地呈现给患者，让其听读。

2. 重建命名回忆

找词困难也可看作是回忆词功能的丧失，训练时选用不同的刺激方法进行训练，有助于对词的回忆。如可以采用手势、词头音、描述、书写、关联词、描图来引出词汇。训练可以用图片和实物进行，每次选8~10个词。

（1）手势提示：如命名"篮球"，可以给患者模拟拍球的动作来提示。

（2）词头音提示：如苹果命名，患者不能正确命名时，家属可以发出"ping"的音提示。

（3）描述提示：如香蕉命名，可以给他描述"这是一种黄色的水果，长长的叫什么？"

（4）书写提示：如命名铅笔，可以给患者写个"笔"字提示。

（5）关联词提示：如命名月亮，可用"床前明月光"提示。

3. 阻断去除法训练

如果患者的阅读理解、复述、书写功能保留，可利用保留的阅读、复述、书写功能训练命名。例如，命名苹果时，可让患者阅读"苹果"这个名词，通过阅读的刺激促进患者命名功能的恢复。

四、跟随谈话困难

（一）跟随谈话困难的原因

（1）听力障碍，听不清或听不到声音。

（2）患者对听到的言语词汇无法识别，也就是听不懂对方说话的内容。

（3）言语产生困难，无法口语表达。

（4）言语的产生和识别之间的连接神经中断，使脑外伤患者不能把

第十二章　脑外伤患者的交流问题及应对方法

听到的信息传递到言语产生的脑区，因而无法说出来。

（二）跟随谈话困难的临床表现

（1）若患者有听力障碍，常常对他周围人的言语没有反应。

（2）若患者对听到的言语词汇无法识别，则常常答非所问，或给人似乎听不到的感觉，患者可能会说听不懂家属说的话或不断地让家属重复。

（3）若患者言语产生困难或连接言语产生和识别之间的神经中断，则可能几乎完全不能复述别人的话，或者短的词句可以复述，但长句就不能复述。

（三）跟随谈话困难的检查

1. 听理解检查

（1）是非判断：给患者提问是非题，让他判断。如"在广州6月下雪吗？""公鸡会游泳吗？""这是杯子吗？""树叶是蓝色的吗？"等。

（2）执行指令：让患者按照家属说的做动作，可设计单指令和双指令，如"指下房顶""摸耳朵""指一下门，再指窗"等。

2. 复述检查

让患者跟随医生式家属说单音节词、双音节词、短语、短句、长句。

（四）跟随谈话困难的训练

1. 修复听力功能

如果患者的听力受损，在治疗之前要尽可能修复听力功能。

2. 言语识别困难的训练

听觉理解训练应遵循由易到难、逐步递进的原则。训练内容包括以下六个方面。

（1）听词指图：将若干张图片放在桌面上，家属说出其中一张图片内容，让患者指出所听到的词对应的图片，如让患者从下列图中选出苹果。

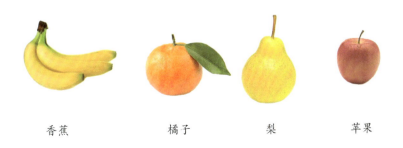

香蕉　　　橘子　　　梨　　　苹果

（2）系列指点：如"指苹果和香蕉""指苹果、香蕉和梨""指苹果、香蕉、梨和橘子"。

（3）系列指令：如让患者"关门、坐下、摸铅笔"，观察患者执行的情况。

（4）是非回答：如问患者"今天出太阳了吗？""你现在是在医院吗？""你的家乡是在广州吗？"等。

（5）词与文字匹配训练：如果患者的阅读理解较好，可以用此方法训练。

（6）执行口头指令：说出一个指令，让患者照着做。如"闭上眼睛""举起手来""把门关上"等，训练内容由简单到复杂，由单指令到多指令等循序渐进。

3.其他

对于言语产生困难或传导神经损伤，可进行如下训练。

（1）听觉复述训练。如果患者的听理解能力较差，可采用视听相结合的方法，如家属可以和患者面对面坐着训练，或者患者自己面对镜子坐着训练。当患者听理解能力有所提高时，可进行听觉复述训练单韵母、复韵母、声母、词、句子等。①单韵母的复述，如a、o、e、i、u、ü。②复韵母的复述，如ai、ei、ui、ao、ou、iu等。③声母的复述，如b、p、m、f、d、t等。④词的复述，如门、窗、桌子、椅子、电视机、电冰箱等。⑤句子的复述，如树叶黄了、鸟儿在飞、吃完饭去逛街等。

（2）家属说出实物或图片的名称，让患者跟着说实物名称或图片内容。如拿着苹果，让患者跟着说"苹果"；拿着小女孩跳舞的卡片，让患者跟着说"小女孩在跳舞"。

（3）重复复述，让患者连续多次复述同样的词、句。

五、阅读理解困难

（一）阅读理解困难的原因

1.视力障碍

视力障碍即看不清或看不到文字。

2.视觉障碍

视觉障碍即虽看得到，但对看到的文字不理解。

第十二章 脑外伤患者的交流问题及应对方法

3. 智力障碍

脑损伤致患者智力障碍。

4. 认知障碍

认知障碍指记忆、语言、视空间、执行、计算和理解判断等方面功能，有一项或多项受损，并影响个体的日常生活或社会活动能力。

（二）阅读理解困难的表现

1. 视力障碍

患者会看不到或看不清字词。

2. 视觉障碍

阅读理解困难的视觉障碍会有以下三种表现形式。

（1）形、音、义失读：既不能朗读文字，也不能理解文字的意义。表现为不能朗读文字，文字与图片或实物匹配错误。

（2）形、音失读：不能正确朗读文字，但能理解文字意义。表现为不能朗读文字，但是文字和图片或实物却能匹配正确。

（3）形、义失读：能正确朗读文字，但不理解文字的意思。表现为能朗读文字，但文字与图片或实物匹配错误。

3. 智力低下和认知障碍

智力低下和认识障碍者不能正确识别字、词。

（三）阅读理解困难的检查

1. 词的视觉认知

（1）词－物、词－图匹配：要求患者将词与相应的物或图进行匹配。

（2）听词指词：把几个词卡放在患者面前，要求他指出所听到词的词卡。

2. 阅读

（1）数字朗读：给患者出示 1~20 的数字卡，再要求他正确读出来。

（2）合体字及其组成部分的认读：给患者出示一些偏旁和独体字，要求他读出来，如"禾""口"及所组成的合体字"和"，"日""月"及所组成的"明"等。

（3）字词阅读：包括近音字、近形字、近意字和象形字、指事字、形声字、会意字，以及双音节词和成语。要求患者朗读，无论能否读出来，都要求解释字、词意思，并注意患者对读不出的词描画后能否认识。

①近音字，如成－城、和－河、灯－登；②近形字，如日－目、已－巳、刀－刃；③近意字，如日－阳、目－睛、好－佳；④象形字，如牛、羊、木、日、月；⑤形声字，如钱、材、蛛、狼、猫；⑥会意字，如尖、采、众、尘、苗；⑦双音节词，如安排、安慰、将来、将要、暗示、败笔；⑧成语，如一马当先、独一无二、量力而行、冰清玉洁等。

（4）语句理解：包括解释词句、选择正确的答案完成句子、执行书面指令、看图答题（是非题）。①解释词语：如解释"沉思"的意思；解释"欣喜"的意思；解释"量力而行"的意思等。②选择正确的答案完成句子。

例：给下面的句子选出正确答案。

小张在医院给患者看病，他是（　　）

A.老师　　B.医生　　C.清洁工　　D.厨师

张大哥开公共汽车，他是（　　）

A.修理工　　B.会计师　　C.学生　　D.司机

（5）短文阅读：先要求患者朗读短文，然后让他回答关于短文内容的书面是非题。

（四）解决阅读理解困难的措施

1. 纠正视力

视力不正常应该纠正视力，如果视力无法恢复，应该训练患者阅读盲文。

2. 识字训练

如果患者认知障碍或智力低下，则应该进行识字训练。

3. 针对性训练

如果患者视力正常，但无法阅读，可以根据检查结果进行如下针对性的训练。

（1）促进词的辨认和理解：①匹配作业。字与字匹配，即手写字与印刷体字匹配，字与字匹配达到100%正确，才能进行其他匹配训练。词与图匹配，即桌面放几个图片，再给患者看一个词，让他选出与词匹配的图。文字与听词匹配，即在桌上放几张文字的卡片，再让患者指出家属所说词的文字。②贴标签。家属在物品和家具上贴上物品名称的标签，患者经常看到这些词汇，可以增强其对词与物的联系。③分类作业。阅读理解

第十二章　脑外伤患者的交流问题及应对方法

有赖于患者对名词语义的相似性进行辨别，分类训练有助于提高患者对名词语义相似性的辨别能力。可以要求患者对食品、日用品、家具等的词汇进行归纳分类（表12-2）。④词义联系。同义词、反义词及语义相关词也可以用于阅读理解的训练。

表 12-2　使用词汇

分类	词汇
选出蔬菜类词汇	香蕉、菠菜、莴笋、排骨、橘子、辣椒、茄子、牛肉
选出家具类词汇	桌子、汽车、衣柜、手机、菊花、凳子、沙发、笔
选出日用品词汇	牙刷、裙子、橡皮、碗、白菜、纸巾、筷子、芹菜

（2）促进词与短语的辨认和理解：当患者能够理解常用词后，就可训练词与短语匹配。这种训练是由词过渡到句的训练。要求患者读完短语后，找出对应语义的词。例如：

在学校教书的人_____，　打扫马路的人_____。
给患者看病的人_____，　鸟住的地方_____。
清洁工　老师　树　医生

（3）执行文字指令：从简单的训练内容开始，如操作房间内的实物、身体动作等。家属可以通过改变词汇、句子长度、句子结构等因素，增加训练的难度。例如，"请闭上眼睛""请指一下门，再指电灯""先摸钥匙，再摸笔，再把它们都放进袋子"。

（4）找错：让患者找出语句中语义和句法错误，这项训练可以使患者在寻找错误时认真阅读和分析语句。例如，"我要喝水果""我要到饭店买水果""他吃完晚饭去晒太阳了""老鼠捉猫"。

（5）问句的理解训练：①是非问题问句的理解训练比较容易，如"你是本地人吗？""你今年65岁了吗？"②要回答时间、地点、人物问题的问句比较难。如果患者不能口语回答或写出答案，可以让他画图表示。

（6）双重否定句的理解训练：先确定患者是否有双重否定句的理解困难，如果不能正确选择下面的训练作业，则说明患者不能辨别否定句和双重否定句。如果患者在肯定句和否定句中犹豫答案，则表明患者已经意识到双重否定句不同于否定句，这说明患者处于不理解和理解的过渡阶段。

双重否定句理解的训练作业示例：请从 A、B 两个答案中选出与题中第一个句子意思相同的句子。

①我不是不明白。

A. 我明白。

B. 我不明白。

②我不是没去过。

A. 我去过。

B. 我没去过。

（7）给语句加标点符号：给患者提供一个句子，让他阅读后加上标点符号，这种训练能提高患者分析句子的能力。如"今天早上他吃完早饭去市场买了菠菜茄子瘦肉鱼""我下班后去朋友家做客她给我做了好多我喜欢吃的菜"。

（8）语句构成：将一个完整的句子以词为单位分开，顺序打乱，患者根据这些词，重新组成句子。这种训练方法对治疗语法结构困难有帮助。如"春节、海南、去了、小明、玩、一家、去年""医院、羽毛球、举行了、五四青年节、比赛、今年"。

4. 语段的理解

当患者对语句的理解比较准确时，可以进行语段、短文的阅读理解训练。

（1）连接语句：将一段短文以句子为单位拆开、打乱，再要求患者将语句连接成一个短文。如果连接失败，则对每个语句进行分析，再提示他连接。

（2）短文阅读训练：先要求患者阅读短文，再让他回答关于短文内容的书面是非题。

5. 篇章的理解

如果患者对单一语段内容能理解 80% 以上，就可以将阅读材料增至两三个语段，再增至整个篇章的理解。如果能口语表达或书写，则可以让患者阅读后用自己的话总结语段内容。

6. 轻度阅读障碍的训练

家属可以陪着患者进行阅读短文训练，训练时让其找到短文的主要思想。如用下划线把最能突出主要思想的句子画出来，并要求患者用自己的话总结短文内容。

7. 补偿方法

如果患者经过一系列训练后，还是遗留有阅读问题，而他们又需要阅读或对阅读感兴趣，可以听广播或请朋友、家属给他们朗读，遇到不理解的内容时请教身边的人。

第二节　脑外伤患者其他的交流问题及应对方法

脑外伤患者大脑皮质的语言中枢受损后，导致各种语言障碍，影响患者的交流能力。除了以上介绍的常见交流问题，还有的患者表现为发音错误、轮流交谈中断或困难、选择话题困难、书写困难、非言语交流问题等。

一、发音错误

（一）发音错误的原因

（1）参与发音的器官运动协调性变差。
（2）不能自主运用发音器官进行发音。
（3）对语音的听觉识别错误。

（二）发音错误的语言表现

（1）发音错误随着发音器官运动协调复杂性增加而增加。
（2）发音错误随语句难度的增加而增加。
（3）辅音在词头的发音错误增加。
（4）重复朗读同一内容时，发音错误倾向于一致性。
（5）模仿言语比自发言语发音错误更多。

（三）发音错误的检查

1. 检查语言理解能力

如果患者语言理解能力差的话，其他项目的检查可信度就会降低。具体的检查内容为单词（名词、动词、形容词、介词）、短语、句子的理解能力。

2. 检查复述能力

复述内容有元音序列、元音辅音组合序列、词序列、词组序列、短句序列。发音错误通常随词句的长度和难度的增加而增多。

3. 检查语言表达能力

先让患者回答一些反应性问题，比如数数，背唐诗等。再问患者一些目的性问题，如"你来医院的目的是什么？""早上到现在你做了什么？"典型语言失用的患者反应性语言的发音错误比目的性的少。

4. 检查口颜面功能

让患者模仿鼓腮、咂唇、拢唇、吹气、摆舌、吹气、吹口哨等口颜面动作，观察发音器官的运动是否自如，协调性可好。

（四）患者出现了发音错误该怎么办

1. 运动训练

家属可以根据治疗师教授的一些相关训练方法来加强患者发音器官如舌、唇、上下颌的运动训练。

2. 发音训练

①让患者熟悉每个音的发音位置。②先训练简单的元音和辅音，再训练单音节和重叠的双音节，最后训练单词和词组。③训练时用镜子辅助，让患者能看到自己发音的口型，协助纠正发音口型。④训练时结合视觉、触觉、听觉反馈。如训练双唇音 /m/ 时，可以向患者示范抿唇动作，同时把手放在患者的唇部帮助他闭唇，闭唇后让他发"嚒……"的音。⑤借助口型动作发音，如让患者咳嗽试发 /k/、/g/；吹蜡烛试发 /u/、/ü/、/p/，抿嘴唇试发 /b/、/p/、/m/。

临床上常采用 Rosenbek 八步训练法治疗言语失用所致的发音错误，因为其使用简单，也可以带着患者回到病房或家里以后进行相关训练。具体的训练步骤如表 12-3。

表 12-3　训练步骤

步骤	方　法
1	联合刺激："请看着我"［视觉（V_1）］，"请听我说"［听觉（A）］，两人同时发音。当一起发音时，家属要嘱患者注意听准确，特别是正确发音（词）时的视觉提示。
2	联合刺激（V_1, A）和延迟发音（家属先发音或词，稍隔一会患者模仿）伴视觉刺激（V_1）提示：家属先示范说出一个音（词），再重复这个音或词的口型，但不发音，患者试图大声地说出这个音（词），这时只有视觉提示而衰减了听觉刺激。

第十二章　脑外伤患者的交流问题及应对方法

续表

步骤	方　法
3	联合刺激（V_1.A）和不伴视觉刺激（V_1）的延迟发音，这是传统的"我先说一个音（词），随后你说"，此时家属没有提示。
4	联合刺激（V_1.A）和不提供任何刺激听觉（A）或视觉（V_1）状态下正确发音（词），家属发音（词）一次，患者在无任何提示状态下连续发这个音（词）几次。
5	书写刺激（V_2），同时发音（词）。
6	书写刺激（V_2），延长发音（词）。
7	提问以求适宜回答，放弃模仿，由家属提出适宜问题，以便患者能回答相应的靶音（词）。
8	角色发挥情景下适宜的反应：家属及其他亲人或朋友被假定为靶词语角色，患者做恰当回答。

二、轮流交谈中断或困难

（一）轮流交谈中断或困难的原因

（1）言语中枢受损导致口语表达能力受损或丧失，使患者言语产生障碍。

（2）语言中枢受损导致听理解能力下降或丧失，使患者对听觉词汇的识别产生障碍。

（3）认知功能障碍。

（4）精神心理障碍。

（二）轮流交谈中断或困难的临床表现

1. 口语表达能力受损

口语表达能力受损主要表现为言语不流利、说话费力、速度缓慢、发音困难、找词困难。

2. 听理解能力受损

听理解能力受损主要表现为不能正确理解对方言语的内容和意义，听不懂对方的话，常常答非所问，而且很多新词和错语，语言杂乱。

3. 认知障碍

认知障碍主要表现为对对方言语的接受能力、记忆力、理解能力差，交谈时注意力差。

4. 精神心理障碍

精神分裂的脑外伤患者思维联想速度慢、思维破裂；幻想、妄想的脑外伤患者出现言语增多、答非所问；抑郁的脑外伤患者思维迟缓、精神运动迟缓、情绪低落、交流欲望低等，这些都使得患者与他人交流困难。

（三）轮流交谈中断或困难的检查

1. 口语表达能力的检查

①对话：可以询问患者的姓名、年龄、住址、工作、家庭信息等，了解他言语的流畅性、语调、语速、费力情况、语句长度、有无刻板语言等。②图画描述：呈现一张有故事情境的图画，让患者尽可能多说，观察他的言语表现，具体内容同上。③系列言语与自动语序：要求患者自己数数或跟着家属一起数数；背诵熟悉的诗词或诗歌。

2. 听理解能力的检查

听理解能力的检查与跟随谈话困难中听理解的检查方法相同。

3. 认知障碍的检查

由于需检查记忆、计算、时空间定向、结构能力、执行能力、语言理解和表达、应用等方面的内容，涉及的专业知识较多，不在此详细介绍。

4. 出现精神心理障碍

如果患者出现了精神心理障碍，需要到相关科室进行相应的心理评估。

（四）解决轮流交谈中断或困难的措施

1. 口语表达训练

（1）说话费力的治疗：①家属可以让患者随着"he"的音发音。②头颈部放松训练，头部从前到后慢慢旋转同时发声。③利用打哈欠的方式诱导患者发音，处于很轻松的打哈欠状态时发声，起初让患者打哈欠并伴随呼气，当成功时在患者打哈欠的呼气相发出词和短句。④咀嚼训练，训练患者从咀嚼时不发声到逐渐发声，利用这些运动使患者说出单词、短句，或者进行会话。

（2）刻板语言的治疗：①自动语训练，利用序列语（如1、2、3……）数数，逐日增加3~5个数字，不宜过快增多。②学说姓名、问候语（如谢谢、你好等）、日常用语，唱熟悉的歌曲等，引导出语言。

（3）语音训练：当患者学会了一个语音后，可以把这个语音组多个词进行扩展训练。例如，当患者会说"大"，可以教其扩展说"大家""大

第十二章　脑外伤患者的交流问题及应对方法

学""大海"等。

（4）复述训练：根据患者复述障碍的程度选择训练方法。训练内容可安排单音节、单词、词组、短句、长句、绕口令等。

（5）命名训练：用图片或实物让患者说出其名称。先教日常用的、身体部位等。如果有困难，可以给予语音提示、词头提示等，也可以用关联词引导。具体的命名训练方法见找词困难部分。

（5）叙述训练：可进行情景叙述、提问叙述训练。如给患者看一张一个小女孩扫地的图卡，让其用一句话叙述卡中内容，如果他能顺利完成，可以给一张复杂的图让他看图编故事。叙述训练时，若出现错语、语法错误、呼名错误等，不要中断纠正，应该让他叙述完成后再给予纠正。当叙述出现困难时，可以适当给予提示，让其继续进行。

（6）失语法训练：家属可以通过给患者语言刺激，让其了解学习主、谓、宾的语法结构。例如，给患者一张小女孩擦桌子的卡片问他："这张图画了什么？"患者应该回答："小女孩"；家属再问："小女孩干什么？"他应该回答："擦桌子"；再要求患者连接起来回答"小女孩擦桌子"。

（7）冲破阻滞法：可以给患者三张图片，第一张是"小男孩吃饭"，第二张是"小男孩吃苹果"，第三张是"小女孩吃饭"，当患者会说第一张时，更换第二张，第二张学会后再更换第三张。当简单的主、谓、宾结构完成后，可以增加其他句子成分。

2. 听理解训练

听理解训练的训练方法与跟随谈话有困难的听理解训练相同。

3. 认知训练

认知训练方式主要包括注意训练、记忆训练、阅读理解训练、数字训练、设计问题状况处理训练、分类训练、推理能力训练、成语和谚语解释训练等。具体训练方法可参考本书第十一章内容。

三、选择话题困难

（一）选择话题困难的原因

（1）认知功能障碍。

（2）精神心理障碍。

（二）选择话题困难的临床表现

1. 认知功能障碍

患者语言交流时让对方觉得患者一问三不知，答话不切题，交流不主动，交流内容匮乏，难以组织话题等。

2. 精神心理障碍

患者表现为思维破裂、幻想、妄想、交流内容不切题，交流欲望低，不能主动选择话题交谈等。

（三）选择话题困难的检查

1. 认知功能检查

认知功能检查包括记忆力、计算力、注意力、时空间定向结构能力、执行能力、语言理解和表达等方面。

（1）记忆力检查

①长时记忆：可问患者年龄、生日，现任领导名字，就职的单位，当时的年、月、日，所在城市、地点，顺序数数、倒序数数。

②短时记忆：A. 给一张图给患者看，30秒后给他看几张与此图相似的图，让他找出之前所看的那张图。B. 给患者看一张图，90秒后给他看几张不相似的图，让他找出之前所看到的图。

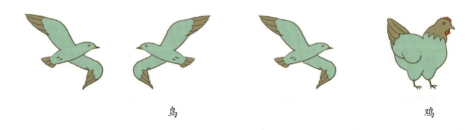

鸟　　　　　　　　鸡

（2）计算力检查：问患者"100-7=？""93-7=？""86-7=？""79-7=？"。如果完成不了，可问个位数的加减乘除：如"3+2=？""8-5=？""8÷2=？"。

（3）注意力的检查：①核对彩票。②让患者在电话号码簿中找出指定的电话号码。③边数数边找电话号码。④让患者在地图中找到目标地址。

（4）时空间定向结构能力的检查：可让患者搭积木和画图形（如画钟表或参照给出的图形画）。

第十二章　脑外伤患者的交流问题及应对方法

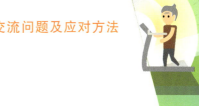

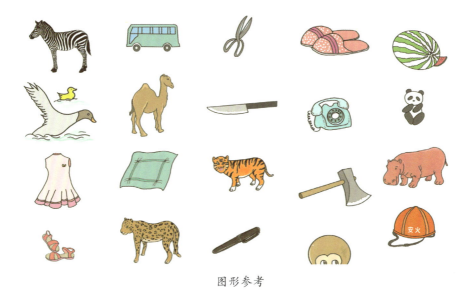

图形参考

（5）执行能力检查：让患者执行指令，如让其执行"请把纸对折，然后放在大腿上"。

（6）语言理解和表达能力检查：可通过交谈了解他的表达能力。

2. 心理测评

心理测评需要到医院精神心理科进行专业的评测。

（三）出现选择话题困难的治疗

1. 认知训练

训练内容与轮流交谈困难的认知训练相同。

2. 心理治疗

（1）认知行为治疗：让患者重新认识自己的能力和身体状况，增加自信心，使其能积极配合康复治疗。

（2）家庭治疗：把家庭作为整体，进行心理治疗，尽量给患者营造出积极、良好的家庭环境和人际关系。

（3）支持心理治疗：通过疏导、鼓励、安慰、劝解，协助患者处理心理问题，让其尽快面对现状，调整心态。

（4）工娱疗法：通过工作、娱乐、体育活动，促进患者的心理康复。

（5）集体治疗：将患者和几个有类似交流问题的病友集中在一起训练，引导患者正确认识因脑外伤导致的交流障碍、不良情绪、社会功能减退的事实。让患者向积极乐观、恢复较快的病友学习，并以他们为榜样激励患者。

四、书写困难

（一）书写困难的原因

（1）大脑书写中枢损伤。

（2）听觉障碍。

（3）视觉障碍。

（4）运动功能障碍。

（5）视空间功能障碍。

（6）认知障碍。

（二）书写困难的临床表现

1. 不能书写

不能书写又称完全性书写障碍，表现为不能书写。

2. 构字障碍

构字障碍表现为遗漏笔画或增添笔画或写出的字笔画全错。

3. 象形书写

象形书写表现为不能写的字以画图替代。

4. 镜像书写

镜像书写表现为写出来的字笔画正确，但是字的结构笔画相反，和镜子里的文字一样。

5. 惰性书写

惰性书写表现为写出一个字以后，在让他写另外的字或词时，他还是写之前的那个字。

6. 书写过多

书写过多表现为书写中混杂一些与要求书写内容无关的字、词、句。

7. 语法错误性书写

语法错误性书写表现为书写的句子中出现语法错误。

第十二章　脑外伤患者的交流问题及应对方法

8. 视空间性书写障碍

视空间性书写障碍表现为笔画正确，但笔画位置错误。

（三）书写困难的检查

1. 自动书写

可以要求患者书写最熟悉的文字内容，包括姓名、年龄、家庭地址；系列书写，包括汉字数字、阿拉伯数字。

2. 抄写

可以要求患者根据给出的书面文字进行抄写，包括偏旁部首、字词、语句。

3. 听写

家属说，患者写，要求听写偏旁部首、字词和语句。

4. 看图书写

可以要求患者在图画所表示的字义刺激下书写，包括偏旁部首、字词、语句、篇章。

5. 主动书写

可以要求患者在没有任何提示下，根据自己的思路书写一段文字。

（四）出现书写困难的措施

1. 临摹和抄写阶段

如果患者有重度书写困难、利手运动功能差、视空间功能障碍、中或重度智力障碍、失用症，则适用此阶段的训练。具体训练方法如下：①临摹图形及简单笔画的字、数字。②看图抄写。③分类抄写。如给出"动物——马、植物——树"，要求患者从"猪、草、花、驴、鸟、麦子"中选择动物写到"马"后面，选择植物写到"树"的后面。④词语匹配。如给出"男孩和（　　）、美丽和（　　）、黑暗和（　　）、高和（　　）"，要求患者从"光明、矮、女孩、丑陋"中选择反义词填到相应的空格中。给出"医院、学校、工厂、公园"，要求患者从"机器、干部、花草、医生"中选择恰当的词语进行匹配。⑤短话完形。给出"一块（　　）、一条（　　）、一匹（　　）、一杯（　　）"，要求患者从"马、肥皂、鱼、牛奶"中选择词语进行填空。给出"母亲在_____"，备选词语为"洗衣服、挖沟、跳高"；给出"农民在_____"，备选词语为"大声吼叫、用手杖走路、田里施肥、教室上课"。⑥回答问题。如果患者阅读理解为中度或轻度受损时，可以让其抄写和选择书写的训练内容提高一些，如下面的例子，要求患者阅读短文后根据短文内容回答不同难度的问题。例文：周末爸爸带着小明和妹妹小美去了游乐场，小亮却因为要补课，不能去，小亮很久都没去游乐场了，很想跟着他们一起去。

根据上文回答下列问题。

①小亮为什么没有去游乐场？

②爸爸带着小明和妹妹去哪了？

③小亮为什么也想去游乐场？

2. 过渡阶段

当患者抄写作业达到65%~70%的正确率时，可考虑进行自发书写训练，促进患者向自发性书写过渡。

（1）提示书写：要求患者按提示组织文字书写。如姓名：____，年龄：____，家庭地址：____，吃饭用：____。

（2）随意书写：要求患者按偏旁部首随意书写。如请写出"木"字旁的字，此训练可以加强正确字形的构成。

（3）视觉记忆书写：此项是训练字词的视觉记忆能力。将字或词呈现数秒后再移开，让患者根据记忆写出字或词。

3. 自发书写阶段

如果患者只是轻度书写障碍、轻度智力障碍，可设计便条书写、书信书写、日记书写等训练患者写出完整的句子及篇章。①便条书写：要求在无任何提示的情况下，将未完成的语句书写完整。例如，今天早上我……②书信书写：让患者按要求写一封信。例如，3月19日那天你坐出租车的时候把钱包丢了，后来是出租车司机张师傅帮你捡到的。请你写一封感谢信到出租车公司感谢张师傅。③日记书写：可以交给患者一个日记本，让他每天写一篇日记，家属负责给他修改。

五、非言语交流困难

（一）非言语交流困难的原因

（1）不懂运用手势语及肢体动作表达。

（2）手运动功能过低，影响绘画。

（3）不会操作辅助交流工具。

第十二章 脑外伤患者的交流问题及应对方法

（4）脑外伤导致失用症。

（5）听力和听理解力障碍。

（6）视力和视觉障碍。

（7）认知障碍。

（二）非言语交流的方式

（1）肢体语言、手势语。

（2）绘图、图画。

（3）交流板或交流手册。

（4）电子辅助设备，如发音器、电脑说话器、环境控制系统等。

（三）提高非言语交流能力的训练

（1）手势语训练（如点头、摇头、手势等）：家属边说名称边做动作→家属说名称并与患者一起做动作→患者模仿动作→患者听名称后做动作→阅读指令后做动作→患者用动作回答相应问题→患者运用动作表达自己的需求。

（2）画图训练：如果患者有一定的绘画能力或手功能相对较好，则可使用此训练方法。

（3）交流板、交流手册的训练：如果患者存在严重的口语表达、书写和手势障碍，而认知功能相对完整，可以进行此训练。家属应该根据患者的具体情况和实际需求设计交流板。常用的有画板、词板、句子板、复合板等。患者文化水平低或阅读理解困难，可以使用图画板；文化水平较高或阅读理解功能较好，可以设计词板、句子板。交流板的设计和训练，首先要满足患者最基本的生理需求和日常生活所需（如吃饭、喝水、睡觉、大小便等），其次是扩展到活动（如看电视）、爱好（如看书）、常用信息（如电话、地址）等。

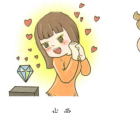
我要

我不要

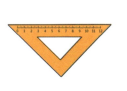
尺

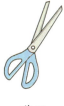
剪刀

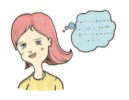	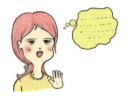		
想要	不想要	笔	沟通本

（4）辅助沟通：增强与替代技术产品的使用，如扫描型沟通板、图片沟通软件等。

患者在训练和应用辅助沟通交流方式前，要全面系统地评价患者的语言功能，不但要掌握其障碍程度，还要了解可能存在的潜力，这样才能为患者选择合适的交流方式。

第三节　改善脑外伤患者交流问题的原则

（一）基本原则

1. 尽早进行全面的康复治疗

脑外伤是一种弥漫性、多部位的损伤，可出现意识障碍、认知功能障碍、言语障碍、运动障碍、行为障碍、感觉障碍等问题。大部分功能障碍都会影响患者的沟通交流能力。意识障碍、认知功能障碍和言语障碍直接与语言有关，影响语言交流。认知功能障碍包括意识的改变、记忆障碍、听理解力异常、空间辨别障碍、失用症、失认症、忽略症、体像障碍、皮质盲和智能障碍等。运动障碍、行为障碍和感觉障碍影响患者的非语言交流，故尽早进行全面的康复，对改善交流问题非常重要。

2. 注重常用的原则

根据患者的交流水平，选用合适的训练内容和训练方法，尽可能调动患者的兴趣和积极性。采用日常交流活动的内容作为训练作业，选用日常生活常用的训练材料，如实物、图片、新闻等，并在日常生活中复习和感受训练成果。

3. 注重交流原则

设定接近现实生活的语境，引导患者自发交流。

第十二章　脑外伤患者的交流问题及应对方法

4．注重传递性原则

不仅让患者学会使用口语，还要会用书面语、手势语、图画等代偿方式传递和表达思想，以提高综合交流能力。

5．及时调整交流策略的原则

在训练过程中交流达到一定水平，要及时调整训练内容，而且要让患者学会运用不同的交流方法，懂得在不同的场合选择不同的交流方法。

（二）治疗时间的安排

（1）尽早开始治疗。病情稳定后48小时，就可以进行早期的语言康复治疗。发病3~6个月是言语功能恢复的高峰期，训练效果明显。但发病2~3年后，如果坚持系统、强化的言语交流训练，仍然会有改善。

（2）训练最好每周不少于5次，根据患者的身体情况每天可以安排1~2次。每次训练时间为20~40分钟。

（三）训练环境的要求

训练的房间要安静，避免噪音对患者的干扰。房间要明亮、通风、温暖。训练时房里尽量减少人员走动，以免干扰患者的视觉和注意力。

（四）选择合适的训练方式

1．个体训练

个体训练是一对一的训练，是训练的主要形式。该训练方法可使患者注意力集中，情绪稳定，且刺激条件容易控制；训练内容针对性强，可以及时调整。但这种训练方式使患者的交流环境和对象局限且特定，不利于与现实生活的实际情景衔接。

2．自主训练

自主训练是患者自己进行语言训练。自主训练可以选图片或字卡进行命名、造句等练习或书写练习，可利用录音机进行复述、听写等练习。患者康复欲望高，有较好的自我判断、自我纠正及自我控制力，可以进行自主训练。

3．集体训练

集体训练是以小组形式进行，一般3~5人一组，可让家庭成员参与其中，设定的内容包括自我介绍、打招呼、唱歌、猜画、击鼓传花、成语接龙等。该训练比个体训练灵活、轻松，能有效提高患者的实际交流能力。

4. 家庭训练

家庭训练是由治疗师将评价结果及制订治疗计划介绍给家属，让家属通过观察治疗师训练、阅读指导手册等方法掌握训练技巧，逐渐过渡到在家庭进行训练。

（五）治疗的注意事项

（1）选择适合患者的训练作业，训练中要确保交流效果，即家属与患者训练时的交流必须有效，否则无法确保治疗效果。

（2）训练中要密切观察患者的病情变化，若有异常，应立即处理。

（3）训练中应尊重患者，对患者的交流问题要正面引导，不要直接否定，要多鼓励，增强患者的自信心，提高患者的训练欲望。

（4）家属也需要专业治疗师指导，以确保训练效果。

（5）家属对患者要做好心理疏导。

（陈卓铭　黄秋丽）

第十三章 脑外伤对患者行为和情绪的影响及应对策略

第一节 脑外伤常见的行为问题及应对策略

一、沮丧、愤怒或攻击

沮丧的特征包括忧伤、哀怜以及缺乏活力，以至于连前进或做选择都显得困难；缺乏精力、倦怠加上经常的失眠、悲观与绝望、恐惧，是一种消极的否定自我的概念；自责、罪恶感、羞愧、无助、无价值感，对工作及一般活动都提不起兴致，丧失自发性，无法集中注意力，不能享受欢乐的事情或食欲经常很差。沮丧的情绪存在于各年龄层，并且可分为以下几种类型。

1. 反应性沮丧

反应性沮丧也称作外因性沮丧。对某些真实的或想象的失落，或者生活中重大的创伤所引起的反应。

2. 内因性沮丧

内因性沮丧似乎是很自然的发自于内心，多发生在老年人群中。

3. 精神性沮丧

精神性沮丧包括强烈的失望及自我破坏的态度，经常伴随着幻觉，阻断了与现实的接触。

4. 神经性沮丧

神经性沮丧常带有高度的焦虑。对于大多数脑外伤患者来说，沮丧的类型基本上都是反应性沮丧，因为在病情稳定后患者对自身所患的疾病越来越清楚。如果家属没有重视这种情绪改变，很容易使患者产生抑郁的表现，每天很悲观，对未来的生活不抱任何的希望，这是家属和医院不想看见的。在患者病情稳定后，可以引导患者逐步认清自己的现状，让他充分了解自己现有的功能，引导患者向积极的方面去思考。由于患者在发生沮丧以后，创造力和幽默感愈发减弱，可以培养患者的想象力（画画、涂鸦、写字、跳舞、作曲等），这样不仅灵感四溢，一些消极的情绪也能得到释放。平常可以让患者跟朋友或宠物玩耍，自得其乐。可以找一些让其开心的事物。也可以对家庭墙壁的颜色进行修改，换成红色或黄色等渲染气氛的颜色。

当患者出现愤怒情绪或做出攻击性的行为时，可以让他深呼吸，慢慢地让自己冷静。要是攻击性强烈，须立即联系护士及主管医生对其注射镇静剂。平时可以让他去参加一些控制情绪的课程，尽量把消极的情绪降到最低。还可以多吃一些适当的食物：①"苦"的食物，如苦瓜、杏仁、苦菜、苦丁茶等。②多水多汁的食物，如西瓜，有止渴、利尿，排火毒的作用。③含蛋白质较多的食物，如大豆、螺旋藻（蛋白质含量在60%以上）、瘦肉等，高蛋白食物具有滋阴去火的作用。另外，人们容易发怒与自己的心态有着重要的关系，在日常生活中保持一个平衡的心态，有助于调节体内的"火气"，保护肝脏，更加健康。

二、冲动或缺乏自控力

由于脑外伤发生以后，患者会随着逐渐认清自身现状而变得情绪失控，不能自觉地控制自己的情绪和行动。既无法激励自己勇敢地去执行采取的决定，又无法抑制那些不符合既定目标的愿望、动机、行为和情绪，从而对自己持放纵态度，对自己的言行不加约束，任意胡为，不考虑行为后果及事态带来的影响。

（一）培养自控力

1. 掌握自己的思想

没有意识作为先导，人就不可能有具体的行为。控制思想，就要明白自己想要什么，不要什么，这是认识问题。再弄清楚，怎样拒绝不能做的事，强制自己专做该做的事，这是方法问题。最后掂量一下，自己做了会如何，不做又会如何，这是建立毅力的前提，是由控制思想向控制行为的过渡。

2. 控制目标

控制目标是思想的核心，更是行动的指南。控制好目标是取得成功的

第十三章 脑外伤对患者行为和情绪的影响及应对策略

一种重要方法。控制目标,就要制订目标。目标有长期的、中期的,也要有短期的。中、长期目标与短期目标并举,做起来就心中有数,忙而不乱了。

3. 控制时间

人生活在空间和时间中,空间容纳人,时间改变人。很多人事情做不好,就是没利用好时间。

冲动情绪是一种短时间的、极度紧张的情绪体验,同时也是一股巨大的心理能量。它具有以下特征:①紧张性。当一个人处于激情状态时,会感觉到自己的情绪越来越高涨,就像身上着了火似的,难以控制。②暂时性。它像暴风雨一样,来得猛,去得也快。③爆发性。处在激情状态中的人,会竭尽全力地去表达自己的内心感受,充分释放自己的心理能量。④盲目性。人在激情状态下,其认识范围骤然缩小,分析能力下降,别人的劝告及过去的经验都被掩盖掉,因而常常不能正常处理问题。

(二)控制情绪

1. 让患者理智地控制自己的情绪,冷静下来

化解冲动首先要克制。一般可采取两种方法:①忍耐。当患者突然出现过激冲动行为时,家属可以让患者在心里默念"我不发火""我不在意"等,也可以在心里默背诗词或文章等,能使冲动情绪变弱。②谦让。家属可以在平时给患者灌输谦让的思想,这不仅可以让患者在与人交往的时候尽可能减少爆发冲突的可能性,也可以间接减少冲动发生的次数。

2. 用暗示、转移注意法

化解冲动要及时转移注意力。大量事实证明,冲动情绪一旦爆发,很难对它进行调节控制,所以,必须在它尚未出现之前或刚出现还没升温时,立即采取措施转移注意力,避免它继续发展。例如,可尽力让患者想一些无关的事,干一些其他的活,脑子不闲,手脚不停,就能摆脱因发怒带来的思想负担。所谓眼不见、心不烦,说的就是这个意思。

3. 在冷静下来后,思考更好的解决方法

在日常生活中,可以告诉患者在遇到冲突、矛盾和不顺心的事时,不能一味地逃避,必须学会处理矛盾的方法,一般采用以下几个步骤:①明确冲突的主要原因是什么?双方分歧的关键在哪里?②解决问题的方式可能有哪些?③哪些解决方式是冲突一方难以接受的?④哪些解决方式是冲突双方都能接受的?⑤找出最佳的解决方式,并采取行动,逐渐积累经验。

4. 培养耐性

可以根据患者发病前喜欢的活动、兴趣，选择几项需要静心、细心和耐心的事情做，如练字、绘画、制作精细的手工艺品等，不仅可以陶冶性情，还可以丰富业余生活。

5. 化解冲动

对冲动的克制，有时还特别需要得到外部的提醒或帮助。如林则徐每到一处，都在书房最显眼的地方挂上"制怒"的牌匾，随时提醒自己不要冲动发火。可以给患者立个座右铭，让其经常提醒和告诫自己，特别是在他与旁人发生矛盾冲突时，能及时警示，使其可以迅速从冲动情绪中解脱出来。

三、判断力下降

判断力是人对现实的态度和表现出的行为方式的决定因素。判断力是通过选择和抉择的形式将其价值观付诸事件上的性格体现能力。患者表现出判断力下降的问题是因为脑外伤后，患者对各种事物失去了最基本的认识。可以从以下三方面恢复正常的判断力。

1. 冷静

冷静地思考，才会使人头脑清晰，思维敏捷，判断的结果才会客观、真实。

2. 相信自己

自信是一种态度，也是一种内心修为。要让患者了解自己，发现自己的优点，同时还要学会正确处理事情，引导患者多听取别人的意见，在别人发表意见时，可以让患者大胆地说出自己的主张。这样可以使患者在潜移默化中改变自己，让其可以逐步相信自己，充满自信。

3. 把事情简单化

当患者遇到一些复杂的事情一时不好把握时，可以引导他把这些事情假定成熟知的事，再分清是偶然的还是必然的，这样就有利于解决问题。必然的事情没有必要大惊小怪，偶然的事情就需要刨根问底，多加小心了。明白了这一点，患者在处理事情方面也就会更加的游刃有余了。

第十三章　脑外伤对患者行为和情绪的影响及应对策略

四、缺乏动力

在脑外伤发生后，部分患者表现为淡漠、对周围事物失去兴趣、缺乏主动性，这被认为和大脑额叶损伤有关。

（1）解决缺乏动力的方法：培养患者产生一个兴趣点。

（2）抵制事物的反作用力。

自身的力可以做正方向的功，自然也可以做反方向的功。这就是抵制事物的反作用力。具体措施：①加强患者的兴趣引导力；②使用外界的助推力。

五、持续言语

持续言语是一种诱发的言语重复，不同于重复的刻板言语。患者在回答问题时说出一句话后，就不断重复，不能停止，在询问其他问题时，仍然重复前一句话来作答。多见于脑外伤后遗症。有些患者不断重复前一句话的尾音或最后一个字，如说"我感觉很好，好—好—好"。也有些患者重复言语的频率越来越快。这都可以视为持续言语的特殊形式。较好的避免持续言语的方法还需要去有资质的言语治疗科室进行专业的治疗。

六、缺乏社交技巧

对于某些患者，缺乏社交技巧是因为他们患有社交恐惧症。社交恐惧症，又名社交焦虑症，是一种对任何社交或公开场合感到强烈恐惧或忧虑的精神疾病。这种情况在心理学上被诊断为社交焦虑失协症（SAD）。

1. 自我疗法

当患者出现缺乏社交技巧的现象时，可以利用以下几种方法逐步去引导。

（1）接纳自己。在平时的交流中，要引导患者不否定自己，不断地告诉自己"我是最优秀的""天生我材必有用"。让患者接纳自己，可以从停止对自己的挑剔、批判、责难做起，不再苛求自己，不再急于从负面情绪中逃离，让患者了解到，其实好多事情并没有想象中的那么可怕。

（2）让患者找个倾诉对象，可以是周围的亲属，也可以是朋友。当有烦恼的时候一定要说出来的，找个可信赖的人说出自己的烦恼，可能他无法帮你解决问题，但至少可以发泄一下。

（3）可以带患者到一些周围病友的社交圈里去，患者与患者总是会有一些可以沟通的话题。

（4）每天给患者一段思考问题的时间，让其可以不断总结自己，只有这样，才能够不断面对新的问题和挑战。

（5）不让舌头超越思想。如果真的没想法，最好还是选择沉默。在平时可以告诉患者不要把在社交场合一声不吭片面地理解为是一件坏事，有些时候，不说话并不显得无知，言多必失。

（6）不刻意迎合别人。可以引导患者做回真实的自己，不要让周围的条条框框限制自己的发展。

2. 外界介入疗法

在进行自我疗法的同时，也可以带患者到医院进行一些外界介入疗法。

（1）催眠疗法：精神分析师将患者进行催眠，挖掘他的心灵或记忆深处的东西，看其是否经历过某种窘迫的事件，试图找到他发病的根源，也就是运用催眠术引导其进入催眠状态，直接与患者的潜意识对话，了解患者潜意识里压抑的情结以及对患者的影响，进行积极的暗示，同时结合其他心理技术进行解决。治疗时间长，花费也比较大。

（2）精神分析疗法：通过自由联想和梦的解析，针对患者是否有创伤经历及创伤对其本身的症状的影响，让潜意识的东西呈现在意识里，并发泄压抑和累积的情绪，在潜意识层面进行疏导。

（3）行为疗法：运用如系统脱敏、满灌疗法、代币法等方法，解决患者内在的焦虑和恐惧，同时帮助其培养合适的行为来应对生活与工作，从行为层面塑造良好的人际关系，帮助患者更好地适应社会与生活。

（4）情景疗法：让患者处在一个假想的空间里，不断模拟发生社交恐惧症的场景，练习重复发生症状的情节，精神分析师会不断地鼓励他面对这种场面，让他从假想中适应这种产生焦虑紧张的环境。

（5）认知疗法：了解患者的非理性认知模式及非理性认知在何种情况下出现，再采取认知疗法中的方法进行针对性咨询，重新建立新的认知模式（包括理性情绪疗法、贝克认知疗法等）。这是一种不断灌输观念的治疗方法。医生不断地告诉患者，这种恐惧是非正常的，使其正确认识人与人交往的程序，教其一些与人交往的方法。

第十三章　脑外伤对患者行为和情绪的影响及应对策略

（6）团体疗法：运用团体的能量场，在团体的支持和帮助下，建立爱与信任的氛围，分享彼此的情绪与问题，走出社交恐惧的困扰。

（7）药物疗法：是目前被认为是最有效的治疗方法。患者出现社交恐惧症有时是因为体内某种化学物质的失调所致，运用某类药物调节平衡是最好的选择。

七、性行为改变

对于脑外伤患者，性功能不足的问题其实更为常见，但容易被忽视，因为这需要与患者本人或伴侣细心地交流才能详细了解。这种性问题器质性因素包括边缘系统损伤或内分泌功能紊乱，其他因素包括疲劳、身体残疾、疼痛、自信心不足、心理障碍、家庭关系变化等。另外，某些药物也可能会有影响。如果患者因为疲劳、身体残疾、疼痛、自信心不足、心理障碍、家庭关系变化等因素造成的性行为改变，可以用以下方法处理。①对症下药，多与患者进行沟通，让其重拾自信；②提高睡眠质量，避免出现疲劳；③通过饮食调理，促进身体健康；④如果患者脑外伤预后较好，可以令其进行低强度的体育锻炼，提高自身的身体素质；⑤如果患者心理障碍比较严重，可以考虑由专业人员给予性咨询服务，提供必要的心理辅导和行为指导。另外，经过主管医生同意后，可以辅以必要的药物进行治疗。

八、自我意识障碍

自我意识是指个体对当前主观状态的确认，自我意识主要包括以下几部分。①存在意识：指人能够对自身的存在有一个现实而又确切的体会，不是虚而不实的。②能动性意识：指人能够意识到自己的精神活动是受其本人而不是受他人的支配和控制。③同一性意识：指人能够意识到在不同的时间内，自己是同一个人，同一个"我"，而不是在不同时间内成为两个或两个以上的"我"。④统一性意识：指在同一时间内，自己是一个单一的人，同样又是一个独立的人。⑤界限意识：指意识到自己和他人或事物之间，存在着一定的界限，并体验到自己和他人或他物之间都是相互独立存在的不同个体。

自我意识障碍是指以上诸多方面中的某个或几个方面均受到不同程度的影响，以致患者对自身当前主观状态不能正确认识，包括不能感知自身的存在，不能意识到自身是一个单一的、独立的个体，不能正确认识现在的"我"和既往的"我"的区别，以及失去精神活动的自我支配和控制等。总之，患者不能正确认识自己的人格特点。

自我意识完全丧失主要是由于各种疾病所致的昏睡状态，昏迷状态或精神错乱状态。但特殊形式的几种自我意识障碍可见于各种功能性精神病，如神经症、精神分裂症、情感性精神病或轻度脑器质性精神病等。

（一）自我意识障碍的临床表现

1. 双重人格

双重人格指同一个人在不同的时间内产生两种完全不同的内心体验，表现出两种不同的性格。当一种人格占优势时，另一种人格特点就完全被排除在他的意识之外。当同一个人先后现出两种以上的人格特点时，则称为多种人格，均见于癔症患者。

2. 人格转换

人格转换指患者否认自己是原来的自身，自称是另外一个人或动物，但不一定有相应行为和语言的转变。多见于癔症或精神分裂症。

3. 人格解体

人格解体指患者丧失了对自身行为的现实体验，觉得自己正在发生改变，已不是原来的自己。患者觉得自己是空虚的、不属于自己的、不真实的，或自己已不复存在，或觉得自己是受异己力量操纵的，或成为自动的机体。人格解体多与虚无妄想有关。可见于神经症、抑郁症或精神分裂症。

4. 现实解体

现实解体指患者觉得周围环境的一切都变得暗淡、模糊不清，视物好像隔了一层纱帐或一堵墙，变得陌生了，一切失去了生机，有不真实的感觉。亲人之间的感情亦变得冷漠，缺乏感情上的联系和关心，家庭环境和工作场所好像都已变样，患者有身处梦境的感觉。常见于抑郁症及精神分裂症等。

5. 被泄露感

被泄露感指患者感受到自己的思想、情感已被泄露于世，以致满城风雨，人人皆知。见于精神分裂症。

6. 被支配感

被支配感指患者感受到自己的思想、行动正在受到别人或外力的支配和控制，而自己不能主宰。见于精神分裂症。

第十三章　脑外伤对患者行为和情绪的影响及应对策略

7. 自知力缺乏

自知力也称内省力,是指患者对自身主观状态或精神状态的认识能力;是能否正确分析判断并指出既往与现在的自身状态和内心体验有何异同、自身有无精神疾病的能力。

(二)自我意识障碍的防治措施

1. 正确的自我认知

"人贵有自知之明",全面而正确的自我认知是培养健全自我意识的基础。自我认知是从多方位建立的,既有自己的认识与评价,也有他人的评价。家属可以让患者用尽量多的形容词描述自己,要忠实于自己的内心。再描述父母眼中的他、同学眼中的他、老师眼中的他、恋人眼中的他、兄弟姐妹眼中的他,让患者在这些描述中寻找共同的品质,将其归类。通常情况下,描述的维度越多,就越会找到比较正确的自我。

2. 客观的自我评价

首先要接纳自己,喜欢自己,欣赏自己,体会自我的独特性,在此基础上体验价值感、幸福感、愉快感与满足感;其次是理智与客观地对待自己的长处与不足,冷静地看待得与失。

3. 积极的自我提升

提高自我效能感是个体在一定情境下对自我完成某项工作的期望与预期。当人们期望自己成功时,必然会尽自己最大的努力。当面临挑战性任务时,会表现出更强的坚持力,从而增加了成功的可能性。另一条途径是克服自我障碍,进行积极的自我提升与自我尝试。积极的自我在尝试中会发现自己新的支点。

4. 关注自我成长

自我的发展需要不断的自我反思、自我监控。但将成长作为一条线索贯穿于人的始终时,整理自己成长的轨迹显得尤为重要。依照发展过程,深刻了解与把握自己。

第二节　家庭和社区内行为问题的管理办法

脑外伤后出现的精神心理行为问题应该早发现、早治疗，同时针对疾病、行为心理问题、社会生活因素进行综合干预。

1. 从生活规律中发现问题

如果发现患者在患病后出现持续性的生活规律的改变，就要当心，这是一类常被忽视的精神心理问题出现的信号。有代表意义的信号包括睡眠节律的失常，如提前2小时的早醒，睡眠昼夜规律被打破；饮食规律的改变，如暴饮暴食，食欲明显减退，进食次数改变。更加明显的情况，有些病前很内向的患者病后变得话多急躁，有些患者出现与病前相反的怕事胆小等。因此，当患者出现日常饮食起居、习惯爱好的持续变化，应带患者尽早到精神科或心理专科就诊，以明确是否已经出现精神心理方面的疾病。

2. 发现问题及时就诊

脑外伤后出现的精神障碍及心理问题的表现多种多样，往往不具特征性表现，如失眠、头痛等一些常见的问题。如果发现患者出现了一些问题时，即使是一些小问题，也应该及时到专科就诊，达到早发现、早治疗的目的。

3. 遵循医嘱合理治疗

当治疗中需要用到精神科药物时，应当做好药品管理并协助患者遵循医嘱规律服药。不能随意停药以防止病情复发。在使用药物时，如果有任何疑问应及时与医生沟通，以免耽误治疗。

4. 利用食疗调节情绪

脑外伤患者经常出现脾气暴躁的情况，可以给患者吃一些牛奶、酸奶、奶酪等乳制品，以及小鱼干等，都含有极其丰富的钙质，有助于消除火气；吃芫荽，能消除内火。如果患者记忆力有些差的话，可以在食谱中增加富含维生素C及维生素A的食物，增加饮食中的蔬菜、水果的数量，少吃肉类等酸性食物。富含维生素C及维生素A的食物主要有新鲜辣椒、鱼干、竹笋、胡萝卜、牛奶、红枣、田螺、卷心菜等，绿茶中也含有维生素A。对于失眠烦躁的患者需要多吃含钙、磷的食物。含钙多的食物有大豆、牛奶（包括酸奶）、鲜橙、牡蛎等；含磷多的食物有菠菜、栗子、葡萄、土豆、禽蛋类等。

第十三章　脑外伤对患者行为和情绪的影响及应对策略

第三节　脑外伤患者常见的情绪问题

一、抑　郁

抑郁症是以显著且持久的心境低落为主要临床特征，是心境障碍的主要类型。临床可见心境低落与其处境不相称，情绪的消沉可以从闷闷不乐到悲痛欲绝、自卑抑郁，甚至悲观厌世，可有自杀企图或行为；部分病例有明显的焦虑和运动性激惹；严重者可出现幻觉、妄想等精神病症状。抑郁症的临床表现为：

1. 心境低落

心情低落主要表现为显著而持久的情感低落，抑郁悲观。轻者闷闷不乐、无愉快感、兴趣减退，重者痛不欲生、悲观绝望、度日如年、生不如死。典型患者的抑郁心境有晨重夜轻的节律变化。在心境低落的基础上，患者会出现自我评价降低，产生无用感、无望感、无助感和无价值感，常伴有自责自罪，严重者出现罪恶妄想和疑病妄想，部分患者可出现幻觉。

2. 思维迟缓

思维迟缓表现为患者思维联想速度缓慢，反应迟钝，思路闭塞，自觉"脑子好像是生了锈的机器""脑子像涂了一层糨糊一样"。临床上可见主动言语减少，语速明显减慢，声音低沉，对答困难，严重者交流无法顺利进行。

3. 意志活动减退

意志活动减退表现为患者意志活动呈显著持久的抑制。临床表现行为缓慢，生活被动、疏懒，不想做事，不愿与周围人接触交往，常独坐一旁或整日卧床，闭门独居、疏远亲友、回避社交。严重时连吃、喝等生理需要和个人卫生都不顾，蓬头垢面，甚至发展为不语、不动、不食，称为"抑郁性木僵"，但仔细检查发现，患者仍流露痛苦抑郁情绪。伴有焦虑的患者，可有坐立不安、手指抓握、搓手顿足或踱来踱去等症状。严重的患者常伴有消极自杀的观念或行为。消极悲观的思想及自责自罪、缺乏自信心可萌发绝望的念头，认为"结束自己的生命是一种解脱""自己活在世上是多余的人"，并会使自杀企图发展成自杀行为。这是抑郁症最危险的症状，应提高警惕。

4. 认知功能损害

研究认为，抑郁症患者存在认知功能损害。其主要表现为近事记忆力下降、注意力障碍、反应时间延长、警觉性增高、抽象思维能力差、学习困难、语言流畅性差，空间知觉、眼手协调及思维灵活性等能力减退。认知功能损害导致患者社会功能障碍，而且影响患者远期预后。

5. 躯体症状

躯体症状主要有睡眠障碍、乏力、食欲减退、体重下降、便秘、身体任何部位的疼痛、性欲减退、阳痿、闭经等。躯体不适的主诉可涉及各脏器，如恶心、呕吐、心慌、胸闷、出汗等。自主神经功能失调的症状也较常见。病前躯体疾病的主诉通常加重。睡眠障碍主要表现为早醒，一般比平时早醒2~3小时，醒后不能再入睡，这是抑郁发作的特征性表现。有的表现为入睡困难，睡眠不深；少数患者表现为睡眠过多。体重减轻与食欲减退不一定成比例，少数患者可出现食欲增强、体重增加。

二、焦 虑

焦虑症是神经症这一大类疾病中最常见的一种，以焦虑情绪体验为主要特征。可分为慢性焦虑（广泛性焦虑）和急性焦虑发作（惊恐障碍）两种形式。主要表现为无明确客观对象的紧张担心，坐立不安，还有自主神经系统症状（心悸、手抖、出汗、尿频等）。

1. 慢性焦虑（广泛性焦虑）的常见表现

（1）情绪症状：在没有明显诱因的情况下，患者经常出现与现实情境不符的过分担心、紧张害怕，这种紧张害怕常常没有明确的对象和内容。患者感觉自己一直处于一种紧张不安、提心吊胆的内心体验中。

（2）自主神经系统症状：头晕、胸闷、心慌、呼吸急促、口干、尿频、尿急、出汗、震颤等。

（3）运动性不安：坐立不安，坐卧不宁，烦躁，很难静下心来。

2. 急性焦虑发作（惊恐障碍）的常见表现

（1）濒死感或失控感：在正常的日常生活中，患者几乎跟正常人一样。发作时（有的有特定触发情境，如封闭空间等），患者突然出现极度

第十三章 脑外伤对患者行为和情绪的影响及应对策略

恐惧的心理,感受到濒死感或失控感。

(2)自主神经系统症状:同时出现如胸闷、心慌、呼吸困难、出汗、全身发抖等。

(3)发作突然:一般持续几分钟到数小时,发作时意识清楚。

(4)极易误诊:发作时患者往往拨打"120"急救电话,去看心内科的急诊。尽管患者看上去症状很重,但相关检查结果大多正常,因此往往诊断不明确。发作后患者仍极度恐惧,担心自身病情,往往辗转于各大医院各个科室,做各种各样的检查,但不能确诊。既耽误了治疗,也造成了医疗资源的浪费。

三、情绪波动(情绪不稳)

情绪既是主观感受,又是客观生理反应,具有目的性,也是一种社会表达。情绪是多元的、复杂的综合事件。情绪构成理论认为,在情绪发生的时候,有五个基本元素必须在短时间内协调、同步地进行。

1. 认知评估

注意到外界发生的事件(或人物),认知系统自动评估事件的感情色彩,因而触发接下来的情绪反应。例如,看到心爱的宠物死亡,主人的认知系统把这件事评估为对自身有重要意义的负面事件。

2. 身体反应

情绪的生理构成,身体自动反应,使主体适应这一突发状况。例如,意识到死亡无法挽回,宠物的主人神经系统觉醒度降低,全身乏力,心跳频率变慢。

3. 感受

感受是人们体验到的主观感情。例如,在宠物死亡后,主人的生理和心理产生一系列反应,主观意识察觉到这些变化,将这些反应统称为"悲伤"。

4. 表达

面部和声音变化表现出个人的情绪,这是为了向周围的人传达情绪主体对一件事的看法和行动意向。例如,看到宠物死亡,主人紧皱眉头,嘴角向下,哭泣。对情绪的表达既有人类共通的成分,也有各自独有的成分。

5. 行动倾向

情绪会产生动机。例如，悲伤的时候希望找人倾诉，愤怒的时候会做一些平时不会做的事。

四、自尊变化

自尊是个体自己对自己而不是他人对自己的评价及其体验。自尊虽然是不断内化他人对自己的评价和观点的产物，一旦形成，就成为自我系统中相对稳定的部分，不会因个别人的看法或某一环境的改变而改变。事实上，自尊一直处于动态变化之中，但只有长期量变的积累或重大事件的影响，才会最终改变自尊水平。

对于脑外伤患者，在认知水平提高，对自身状况逐渐了解后，会产生一种心理落差。有时外出办事情时，周围人们对他的态度变差，甚至厌恶他们，对由脑外伤导致的功能障碍指指点点，拿患者的缺陷去开玩笑，使得患者可能变得自负、内敛、害怕与人交流，自尊心变强，同时也间接导致了情绪不稳的问题。

第四节 脑外伤患者情绪或人际问题治疗方法

心理治疗是治疗者应用心理学的原则与方法，医治患者的各种心理困扰，包括情绪、认知与行为等问题。治疗目标在于解决患者所面对的心理障碍，减少焦虑、抑郁、恐慌等精神症状，改善患者不适应社会的行为，建立良好的人际关系，促进人格的正常发展，较好地面对生活和适应社会。脑外伤的患者或多或少都会有一些心理问题，因此，心理治疗是必要的，以下是六种具体的治疗措施。

1. 支持疗法

给予患者同情，从患者的角度准确了解他们的内心感受，并进行安慰和鼓励，满足其需求，让患者与他人分担情感反应，可以采用各种活动使其注意力分散。对于康复中的患者，任何一点努力和学会任何一种技能都要予以肯定和支持，但要努力加以避免康复效果与心理调适不必要的冲突。有些患者在认识到自身的残疾后，会对他人过多地依赖，在心理和行为方

第十三章　脑外伤对患者行为和情绪的影响及应对策略

面出现倒退，生活上自己能干的事也要依赖他人，如吃饭、翻身、轮椅转移、洗澡等，既不愿出院，对参加康复训练也不积极。

2. 认知疗法

认知疗法可使患者认识自身的各种潜能和需要，帮助他们冷静、全面地看问题，认识到自己尚存的、能力和内在价值，认识到机体通过功能训练是可以改善的，找到自己努力的方向，逐步消除对他人的依赖性，尽早投入到康复训练中去。

3. 合理情绪疗法

人们在社会中所发生的一切事件，无非有两种信念，即合理的信念和不合理的信念。如果合理的信念占主导地位，对所发生的事情有积极的、正确的认识，则人们会产生恰当且适度的情绪反应，从而采取正确的态度、有效的处理措施，因此，其行为结果往往是积极的。如果不合理的信念占主导地位，则会产生一系列不良的情绪反应，其处理方法是消极的，行为后果往往是事与愿违的。通过合理情绪疗法，帮助患者用合理的信念代替不合理的信念，解决困扰患者的心理问题。

4. 行为矫正疗法

患者的异常行为是"学习"的结果，即个体在生活环境中所遇到的经历和创伤引起行为变化，通过条件反射巩固下来。因此，必须通过学习和训练建立新的、正常的行为，以矫正或代替旧的、异常的行为。

行为矫正疗法的具体方法包括以下六种。①系统脱敏疗法：患者所产生的焦虑影响其正常生活，需通过脱敏法进行治疗。如首先肌肉放松，建立焦虑主观量表，明确和建立焦虑等级，把放松与焦虑等级中引发焦虑的事件结合起来，达到重新学习、消除焦虑的目的。②厌恶疗法：采用条件反射的方法，把患者的一种不良行为与一种不愉快的或厌恶的体验结合起来，达到消除不良行为的治疗目的，如对酗酒、性偏离障碍等患者，当患者出现不良行为时，即给予轻度电击，可使他对原来的不良行为感到厌恶，从而达到治疗的目的。③自信训练疗法：对于没有自信心和不善于表达自己的患者，按小组治疗形式进行角色表演的训练，用积极强化手段，使患者重新建立自信，这对于行为的控制非常有效。④操作性行为疗法：根据操作性条件反射原理，进行奖励－强化和处罚－消除方法训练，可矫正脑外伤者的一些偏离行为或不恰当行为。一个人是以不同的方式方法学习到一种新的行为。如果患者学习到或出现一种所期望的新行为时，马上给予奖励（微笑、语言赞赏、物质奖励等），这样新行为被强化，不良行为逐渐消退。⑤代币疗法：用给患者"代币"的方法，奖励其做出所希望的行为。⑥全身放松疗法：训练患者能系统地检查自己头部、颈部、肩部等肌肉群的紧张情形，再训练把肌肉放松下来，以治疗紧张、焦虑、气愤和不安等情绪反应。

5. 夫妻治疗或家庭治疗

夫妻治疗或家庭治疗是在康复患者与配偶或家人的互动出现不适应、影响或加重患者心理问题时的一种心理治疗方式。夫妻治疗或家庭治疗中，治疗师作为原本互动模式中新加入的扰动因素，令各方理解原本互动模式中的不适应问题，并建立新的互动模式。夫妻治疗或家庭治疗除了可改善患者症状外，对处理家庭各成员的社会角色行为、社会关系、就业及家庭负担方面均有明显的促进作用。

6. 音乐疗法

音乐疗法是一门涉及音乐、医学、心理学的治疗方法，作为心理干预的一种方法，目前广泛应用于临床，近年来成为康复治疗的一种新尝试。由于不同的乐曲在节奏、旋律、和声、力度、风格和感情上的差异，出现不同的干预效果，所以乐曲的选择和实施方法的制订也应根据患者不同阶段的精神心理状态和康复目的进行个性化的选择，但其原则尚未有定论，而音乐治疗的作用机制、远期效果等也需要进一步研究。

脑外伤患者不只会出现心理障碍，也会出现多种多样的行为障碍，这主要是因为在病情尚不稳定和患者精神仍有错乱的阶段，一些行为障碍会危及患者自身和周围人的安全，由于常需用类似于对待精神病患者的约束办法和药物处理，牵扯到的临床治疗过多，因此就不在此处过多介绍了。如果发现患者出现一些不正常的行为，一定要找相关专业人士进行相应的行为障碍治疗，尽量将负面影响降至最低。

（张　皓　张小年）

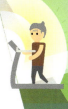

第十四章 正常回归社会

第一节 生活技巧和居家环境改造

脑外伤患者的生活技巧是指家属如何运用各种辅助技术帮助脑外伤患者进行功能代偿,以便能让患者能够独立生活并充分发挥他们的潜力,这些技巧包括如何运用辅助器具及家属能提供什么辅助技术服务。

(一)辅助器具

辅助器具指的是能让患者使用的,特别生产的或一般有效的,防止、补偿、减轻、抵消残损、残疾或残障的任何产品、器械、设备或技术系统。根据患者功能状况而采用适配的或专门设计的任何产品、器具、设备或技术,通常称为辅助设备或辅助技术。

1. 辅助器具的分类

辅助器具按功能分为用于个人医疗的辅助器具,技能训练辅助器具,矫形器和假肢,个人生活自理和防护辅助器具,个人移动辅助器具,家务管理辅助器具,家庭和其他场所使用的家具及其适配件,通讯、信息和讯号辅助器具,产品和物品管理辅助器具,用于环境改善的辅助器具和设备、工具和机器,休闲娱乐辅助器具等。

2. 辅助器具的作用

辅助器具的作用主要是代替和补偿丧失的功能;提供保护和支持;提高运动功能,减少并发症;提高生活自理能力;提高学习和交流能力;节省体能;增加就业概率,减轻社会负担;改善心理状态;节约资源;提高生活质量。

3. 辅助技术的应用原则

辅助技术的应用原则包括通用设计原则(即公平原则)、简单实用原则、不伤害原则、节省体能原则。个体化原则为功能导向原则、合身原则、弹性使用原则。

4. 辅助技术评估

根据活动、参与等需求目标，结合服务患者的身体结构与功能，对预选的辅助器具进行评估。评估辅助器具对使用者身体功能的需求，平衡辅助器具的功能与服务患者的需求之间的差异。

5. 常用的矫形器

常用的矫形器包括矫形器、轮椅、助行器具和自助具。日常生活活动辅助器具包括帮助穿衣、进食、如厕、洗浴、洗漱修饰的器具。非语言沟通障碍患者会用到阅读辅助器具、书写用辅助器具、交流用辅助器具。视觉障碍患者会用到放大式辅助器具和语音式辅助器具。学习与认知障碍患者会用到电子辅助器具，如iPad、磁盘、笔记本电脑和手机，以及日常辅助器具；使用闹钟、利用报时器提醒患者及时服药、记事本，以及其他记忆提示工具包括清单、标签、记号、录音机提示等。听觉障碍辅助器具包括助听器、人工耳蜗植入、闪光与振动提示装置等。

（二）环境改造

环境是围绕着人类的生存空间，是人类赖以生存和发展的外部条件的综合体，是可以直接或间接影响人类生存和发展的各种自然因素和社会因素的总体。环境因素包括自然界及其特征、人造自然界、与个体有不同关系和作用的其他人员、态度和价值、社会体制和服务，以及政策、规律和法律。国际教练联合会将环境分为物理环境、社会环境、文化环境、制度和经济环境等方面。无障碍环境是指能够进去、可以接近、可以获得、易到达的环境。理想的无障碍环境可以使患者在任何环境下进行任何活动均无障碍。

环境改造是通过对环境的适当调整，使环境能够适应患者的生活、学习或工作的需要。无障碍环境要求可及性、可达可进、安全舒适、符合使用者的特征和能提升患者的能力。居家环境是患者所处时间最长的环境，与患者的生活息息相关，因此是环境改造中的重中之重。居家环境可以通过以下几方面改造。

1. 通道改造

（1）门口：不宜有门槛，门口处应有至少1.5平方米的平台；如果患者需要使用轮椅，出入口的宽度应至少为80厘米。

（2）门：最好用双开门或趟门。

（3）通道：有易进出的通道，如平坦的路面，没有或少台阶、合适的扶手等。通道中无障碍物，光线充足，照明良好。

（4）斜坡：如果家里需要装斜坡，其长度与高度之比不应小于12∶1，表面进行防滑处理，两侧安装扶手。斜坡倾斜角度为5°左右，或每长30厘米升高5厘米，宽度应为1~1.4米，两侧要有5厘米高的突起围栏，以防轮椅轮子滑出；斜坡表面要用防滑材料，若与斜坡并行有一部分台阶，则台阶的高度不应大于15厘米。

2. 电梯、楼梯改造

（1）如果是电梯房，电梯的深度和宽度至少为1.5米，门宽不小于80厘米；电梯迎面应有镜子，以便患者观看自己的进出是否已经完成。

（2）楼梯至少应有1.2米的宽度，每阶高度不应大于15厘米，深度为30厘米，两侧均应有65~85厘米高的扶手，梯面需进行防滑处理。

3. 走廊改造

（1）供轮椅出入的走廊应有1.2米的宽度。

（2）单拐步行时通道所需宽度应为70~90厘米。

（3）双拐步行时通道所需宽度应为90~120厘米。

（4）顺利通过一台轮椅和一个行人的走廊至少需宽1.4米。

（5）轮椅旋转90°所需空间至少为1.35平方米。

（6）以轮椅大轮为中心旋转180°需要1.7平方米的空间。

（7）患者用轮椅和电动轮椅旋转360°时需有2.1平方米的空间，旋转90°需1.5米×1.8米的空间。

4. 卫生间改造

（1）门：患者如果有功能障碍时，使用的卫生间门应该向外开。

（2）便池：便池一般采用坐式马桶，与轮椅同高（40~48厘米），两侧安装扶手，两侧扶手间距离为80厘米左右。

（3）洗手盆：洗手盆底最低处不应低于69厘米，池深10厘米左右，水龙头最好采用长手柄式；排水口应位于患者够得到处；镜子中心应在离地面1.05~1.15米高处，以方便乘轮椅患者使用。

（4）卫生间内安排：在靠近浴位处应留有轮椅回转空间，卫生间内的轮椅使用面积不应小于1.20米×0.80米。在浴盆的一端，应设宽30厘米的洗浴坐台。便池、浴盆及淋浴器附近的墙壁上应安装扶手。

5. 室内安排

（1）轮椅进入的房间至少要有1.5平方米的空间供轮椅转动，厨房桌面或餐桌的高度在可供轮椅进入的前提下不能高于8厘米。

（2）通过一辆轮椅的走道净宽度不宜小于1.20米。床应固定不动，床前至少要有1.5平方米的空间供轮椅转动。

（3）床的高度应与轮椅的座位高度接近。非轮椅使用者，床的高度应以患者坐在床边，髋关节、膝关节保持约90°时，双脚可以平放在地面为宜。床垫要坚固、舒适，应在床边放置台灯、电话及必备药品。

（4）电源插座、开关、电话应安装在方便、安全的位置，电源插座不应低于50厘米，开关高度不应高于1.2米。

（5）室内外的照明要好，室内温度应能够调节，对于存在体温调节障碍者，如脊髓损伤患者和烧伤患者，室温的调节十分重要。

6. 厨房

（1）操作台板的高度应符合患者的需要。如果患者使用轮椅，高度一般不应大于79厘米，从地面到膝部的间隙为70~76厘米，台板的深度至少应有60厘米。

（2）台面应有利于将重物从一个地方移到另一个地方。

（3）桌子应能使轮椅使用者双膝放到桌下，其高度最好可以调节。

（4）如有必要，可配备一个带有脚轮的推车，以方便转移物品。

7. 地面的改造

（1）室内地面应平整，地面宜选用不滑且不易松动的材料。

（2）地板不应打蜡和放置地毯，要保证患者从一个房间进入另一个房间的通道没有阻碍，所有的物件要保证安全。

（3）门把手最好为向外延伸的按压式把手以利开关，最好不使用旋转把手。

（4）供视力残疾者使用的出入口、地面，宜铺设有触感提示的地面材料或涂刷色彩艳丽提示的地面图标。

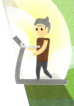

8. 环境改造需要流程评估

（1）分析。

（2）出具方案。

（3）实施改造。

（4）再评估。

（5）随访。

9. 环境改造的应用

（1）活动方式的调整。

（2）使用移动家具制造顺畅的空间或通路。

（3）辅助器具的使用。

（4）环境物理结构的改造。

10. 家访

（1）目的：需要专业人员对患者的居住环境及患者在实际环境中的作业表现进行评估，提出环境改造的意见和方案供患者和家属参考和选择，同时对家属提供必要的辅导和咨询。

（2）时机：家访应在患者出院前的1~2周，以便提供时间让家属为患者的出院做好必要的家居环境改造。

（3）家访前的准备：专业人员要征得患者的要求和同意，同时也要与家属沟通，以征得家属的支持和配合。在对患者的资料和功能状况有详尽的了解后，列出家属和患者认为最有可能发生问题的作业活动，以便在家访时有针对性地进行重点评估。要对患者所居住的区域和社区的情况有初步的了解，以便安排交通和家访的时间。同时准备必要的工具，如软尺、相机、记录本等。

（4）家访内容：对看到的物理环境危险因素应提供即时的改造建议。如果有必要对物理环境的结构进行改造，在经过准确的现场测量和考证之后，画出建筑和安装平面图，再由家属找专业的施工单位进行改造和安装。对预先列举的作业活动包括自理和家务活动进行评估，同时找出患者的风险行为，提出作业活动方式、生活习惯方面的调整和改进建议。在实际环境中为或照护者照顾患者提供必要的知识以及技术和技巧上的指导。如有必要，应确定下次随访的时间。

第二节 返回工作岗位

很多脑外伤患者都比较年轻,在达到回归家庭的目标后,都有很强的重新获得工作能力、实现自我价值的意愿,他们希望能够减轻家庭的负担,承担家庭责任,并期待能够造福社会,回报社会。此时,家属就需要给患者提供必要的准备工作,以便他们更好地融入社会,回归工作。因此,需要对患者进行返回工作前的职业能力评估。

1. 职业康复评估

对患者常规进行功能性能力评估,轻、中度脑损伤需进行患者职业调查、就业意愿评估、工作需求分析、工作模拟评估、功能性能力评估、现场工作分析评估等。

(1) 患者职业调查:全面了解脑外伤患者的一般个人资料、家庭经济情况、工作经历、医疗史等,从中发现影响患者返回工作的障碍。

(2) 就业意愿评估:如果患者没有言语表达障碍,可采用林氏就业准备评估量表(LASER)对患者进行就业意愿评估,评估其所处的就业阶段(考虑前期、考虑期、准备期、行动期)。

(3) 工作需求分析:专业人员会根据患者受伤前的工作类型或患者现阶段期望的工作类型进行工作分析,评估该工作所需的身体要求。

(4) 工作模拟评估:专业人员根据工作需求分析所得数据,利用标准化的多功能康复系统模拟设计不同的工作任务,评估其工作适合的程度。在评估过程中,可观察患者工作行为特性,进行工作行为态度评估,如是否守时、是否情绪稳定、是否保持个人卫生习惯等。

(5) 功能性能力评估:专业人员需要全面评估患者的功能水平,评估范围主要包括其体能和功能能力水平,如提拉能力、推拉能力等。对于认知和智能上的评估,可与作业疗法评估人员共同进行。

(6) 现场工作分析评估:患者经过以上评估得出可从事某工作后,有工厂愿意聘请该患者时,专业评估人员应亲自对工厂环境、工作任务、流程等应用人体功效学知识评估患者是否适合该工作。

2. 职业康复

(1) 职业咨询:专业人员会通过测试、咨询、诊断、规划等方式,运用科学的测评工具，提供全面的信息、策略与方法，引导患者客观地认识自己，了解自己的发展潜能、职业兴趣、个人性格，调适自己的职业状态，选择适合自己的职业发展方向。

（2）就业选配：轻度和部分中度脑损伤患者有就业倾向，可根据其残疾程度、认知功能、躯体功能、兴趣、学历、技能水平、工作经验等选择合适的工作。

（3）技能培训：轻度和部分中度脑损伤患者可根据其认知、躯体功能状况及兴趣爱好，选择参加电脑操作训练班、金工木工训练班、手工艺制作培训班等。

（4）工作适应与调整：为了稳定保持某工作，专业人员会在工作过程中指导患者如何与雇主或同事进行有效沟通，根据个人性格特征调整个人与环境间的匹配程度。

第三节　返回学校学习

区别于其他疾病，经历过脑外伤的群体年龄相对年轻。患者在经历过脑外伤的术后康复后，仍需要重新返回学校继续学习，或者需要返回工作岗位继续工作。及时的早期康复使患者在行动上并没有表现出太多的不同，一部分患者甚至可以独自上下学、上下班，但其实他们并没他们所表现出来的那么出色，特别是青少年群体。

患者在经历过完整的康复训练后，他们逐渐恢复自理能力、可以独自步行、恢复语言交流能力。看起来完全可以返回学校恢复以前的生活，这时问题出现了：他们似乎没有在康复医院时表现得那么优秀了，他们没有以前那么开朗了，他们的笑容变得越来越少，很多在康复医院时可以解决的问题都不能解决了，问题出在了哪里呢？

患者的问题并非全部出在肢体上，而是出在他们的认知功能上。在学习中常会遇到的认知障碍，表现为注意力障碍、思考速度下降、学习疲劳、记忆减退及组织能力差、共同能力差等。另外，患者还有个性的改变，如易怒、易冲动，不能和同学们和睦相处。这些都影响患者返回学校后的表现。

如果患者出现了这样的情况，那么也许患者更需要的不是返回学校学习，而是通过专业的康复治疗进行返回学校学习的训练。

其实对于经历过脑外伤的学生来说，重新回归学习环境有很多困难，这需要脑外伤的学生们比在校的同龄学生付出更多的努力。在校的学生每堂课学习至少需要一个小时的时间，这远远超出脑外伤后学生的承受能力。脑外伤后的学生需要付出相当大的主动学习能力去满足课程的需要。这种主动能力和学习能力的评估需要间隔很长时间进行，所以很难判断脑外伤后的学生是否能够完成课程。同时由于疾病的原因，回归学习的学生很难融入同龄的同学中，同龄的同学同样很难为他们提供很好的支持，这样就会使回归学习的学生感觉被隔离了。这也要求返回学习的学生要有更高的积极性，更好的主动性才可以适应学校的生活。

如果这时有教育机构在早期联络到需要帮助的学生，并进行适当的援助，或者有专业教师从事这种返回学习训练的教育，使家属和患者意识到问题，并能够正面面对回归学习所遇到的问题，就会使脑外伤后的学生更好地返回学校的学习中。在专业治疗师的帮助下，可以令脑外伤后的学生在康复中心就接受返回学习所需要的课程训练，克服潜在的困难。比如怎样记录课堂笔记，怎样分清课程中的主次重点，如何速记或是使用录音笔等辅助工具，如何做好概括等，学习这些很重要的学习能力。在返回正式学习的课程前先做这些课程，可以使脑外伤后的学生在遇到此种问题地时候有意识、有方法的去补偿。

当患者在接受返回学习的课程后，仍需要不间断地跟踪支持治疗。在返回学校时，开始最好只接受一门或两门的课程，在听课的时候也需要必要的指导，课后进行辅导等。当患者可以完成这些课程后，再逐渐增加到正常的课时数量。也可以通过学习技术小组的形式使受伤后的学生融入同龄的同学中，或是组成一个由脑外伤后的学生组成专门的小组，在小组中提出他们的困难，并分享他们解决问题的方法。这个小组可以是一个很好的分享会，其他同学可以复制别人的方法，包括如何做笔记或学习计划或组织学习时间的方法。也可以找学习好的同学提供学习笔记进行学习。

无论返回学习的患者被给予多少帮助，如果他们的同学、老师和家长不能理解他们的痛苦，他们仍然会感到很孤独。返回学习的训练不应该仅仅针对脑外伤后的学生，家长的理解和鼓励也是训练中很重要的部分。这时支持与治疗是至关重要的，应该给予脑外伤后的学生追踪治疗，在他们落后的时候能够帮助他们补上落下的课程,在他们失落的时候给予他们心理疏导。有了这些帮助,这些脑外伤后的学生们不但会完成学习,也会掌握在日后的职业生涯中克服困难的方法。这些帮助会使他们对自己的认识更全面和更正面,在以后的升学、选择专业或是工作时能够选择到适合自己的,而不是脱离同龄人的社会环境,使他们以后的生活进入一个良性的生活模式。

第四节　业余兴趣

中、重度脑外伤患者经治疗后大多会留下后遗症,表现为心理障碍和身体障碍两方面。恢复期的功能障碍常表现为意识障碍、精神心理障碍、失语症、构音障碍、运动功能障碍、感觉功能障碍及平衡障碍等。此阶段患者生命体征平稳,不需要过多临床治疗,多数患者会选择出院回家。患者虽然离开了医院,但由于自身的功能障碍,很难再融入原有的生活中,多数患者被"困"于家中,难以回归社会,这就增加了患者的心理障碍。为了避免此种现象,现代康复倡导三级转诊制度,转入康复专科医院或社区康复机构,由工作人员引导进行业余兴趣的训练活动,可在家属帮助下改善患者精神及心理状态,同时恢复患者的日常生活能力。

一、康复机构中的兴趣活动

1. 木工作业

木工作业最具有代表性的为拉锯、推刨、钉锤等操作,主要适用于上肢肌力较弱、上肢关节活动度受限、手部肌力较弱、手指精细动作协调性差者。不同于普通木工工作,治疗师应依据患者的需要设计和制作适于其操作的工具,如可升降的锯台、轮椅的辅助固定带等,可根据锯的形状和木板的材料进行难度升级。

2. 黏土作业

黏土作业可改善手指的伸展、屈曲、对指、内收、外展的精细动作,增加手的肌力,提高其动作的协调性。治疗师同样需要准备可升降的治疗台,在操作时为了避免肘或膝的异常姿势出现,可用塑料夹板和弹性绷带进行固定后再开始操作。

3. 编制作业

编制作业可改善患者的平衡能力、耐久力、手眼协调性、双手协调能力及手的精细动作。依据患者的功能障碍程度选用不同绳结编制方法，同样需要选择可调节操作台，调整座椅高度保持患者坐位平衡。

二、社区机构中的兴趣活动

在社区机构可根据患者的自身爱好和条件选择兴趣组。社区治疗常用团体治疗方法，主要治疗项目有以下四种。

1. 编绳刺绣

编绳刺绣操作简单，易于接受，对于患者的平衡能力、持久力、手眼协调能力都有很好的改善。可进行选择图案和刺绣方式。

2. 绘画活动

绘画活动取材简单易操作，可增加患者的注意力，改善患者手眼协调性。可选取团队合作绘图和个人涂鸦等多种方式，在改善患者肢体活动的同时也可改善患者的情感情绪。

3. 唱歌朗诵

唱歌朗诵利于患者改善情绪情感，增加患者的心肺功能。可选择合唱，根据患者特点选择不同声部进行合唱。严重的患者可进行诗朗诵等。

4. 健身操

依据患者的运动功能障碍程度不同，可选取不同难度的健身操，可改善患者的运动功能障碍。

第五节　驾驶评估和康复

脑外伤患者回归家庭后可能会急于重新驾驶汽车，这需要专业人士来评估患者的驾驶能力。这种评估通常是由职业治疗师、物理治疗师、心理学家及专业驾校教练等进行。患者拥有良好的视觉和感知能力，才能判断汽车之间的距离，进行安全驾驶。具体可以参考公安部第139号令中对机动车驾驶证申领人的身体条件要求。

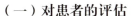

（一）对患者的评估

1. 物理技能

①汽车的物理转向和制动能力，控制速度。②驾驶辅助设备的必要性评估。③进出车的能力。

2. 视觉或空间技能

①评估矫正镜片的必要性。②能够集中注意力在中心视觉上。③良好的周边视觉。

3. 感知技能

①判断道路上或停车场里汽车之间的相互距离。②能够解释复杂的视觉信息，如商店的口头指示。③识别交通标志的形状和颜色。④左或右忽略，没有漂移到路边。

4. 运动反应速度

①反应时间。②在合理的时间范围内安全地制动或改变车道的能力。③处理大量信息并迅速反应的能力。

5. 判断

①在紧急情况下有足够的决策能力。②拥有健康的自我意识和对自己优势与劣势的理解。

随着认知能力的提高，驾驶技能可能会被重新评估。通过训练，许多脑外伤患者最终可以重新驾驶和安全驾驶。

（二）脑外伤患者驾驶技术的康复

专注于视觉扫描，注意力技能和空间感知的恢复和强化。

（1）通过协会认证的司机康复专家可以提供评估和培训。在某些情况下，失去安全驾驶所需的技能，可能会阻止患者再次驾驶。当这种情况发生时，医生要让患者及其家属了解原因。

（2）家庭必须严格执行"禁止驾驶"规则。例如，家属可能需要密切控制家庭的汽车钥匙。

（3）如果患者不能安全驾驶汽车，可选择其他交通工具，包括公共汽车、火车、地铁。

（4）考虑家庭成员、朋友、教堂或社区团体的帮助。

第六节 社会康复

1. 社会康复评价

社会康复评价一般包括行为评价、伤后应激障碍评价、社会功能评价、生存质量评价、社区独立生活技能评价等，以及对有需要的患者进行居家环境评估。

2. 社会康复方法

社会康复主要采用个案管理的方式进行，由个案管理员（社会工作者或康复治疗师）对患者提供由入院开始直至回归工作岗位或适应社区生活的全程个案服务。

（1）康复辅导：采取"一对一"或"小组"的治疗形式，对患者进行包括工伤保险政策、合理康复目标的建立、伤残适应、压力舒缓、与雇主关系及家庭关系等的咨询和辅导。

（2）社区资源使用指导：包括向患者提供相关的就业政策及就业信息、残疾人优惠政策及有关的服务信息、社区医疗、社区支援网络的使用等。

（3）长期病患照顾者指导：主要针对长期病患照顾者的情绪压力舒缓、对患者伤残的适应、家庭康复技巧及家庭护理技巧等的指导。

（4）家庭康复技巧指导：一般在患者出院前制订，根据患者的实际情况，给予出院后的家庭康复计划与具体技术的指导，其有别于在康复机构中由专业人员实施的康复计划及技术。

（5）居家环境无障碍改造指导：由个案管理员协同作业治疗专业人员或康复工程师提供咨询或指导，根据患者的身体功能，对其居家和周围环境进行适当改造，尽量消除患者居家和社区生活的物理障碍。

（6）家庭财政安排与未来生计指导：协助患者及家属合理安排家庭财政，探讨家庭未来生计，使患者及家属有足够的心理和思想准备，对将来的生活做出调整与安排，提高他们应对未来变化的能力。

（7）工作安置协调指导：在患者能够返回工作岗位前，与其雇主联系协商，对患者原工作场所包括工作环境、岗位安排、同事关系等进行评估、协调，为其重返工作做准备；在出院后继续跟进，直至其适应工作岗位，或在患者重返工作岗位后的2~3周内到其工作场所给予指导，协助其适应工作岗位。

（8）重返社区跟进协调指导：包括与患者、其家庭成员、劳动保障经办部门、雇主、社区、残疾人互助小组等之间的沟通或协调，协助患者适应社区生活。

（陈慧娟　王　森）

第十五章　脑外伤患者的家属与照护者

第一节　家属对脑外伤患者的常见反应

脑外伤患者多为青壮年，且为家庭的主要劳动力，是一种突发性的灾难性损伤，且多伴随复合性损伤，病情复杂，家属不仅需要承担沉重的经济负担，还需要承担随时失去亲人的心理负担。面对这种突如其来的外来负面刺激，家属在毫无心理准备的情况下极易产生焦虑、抑郁的负面情绪，不仅容易干扰患者的医疗决策，甚至对疾病预后产生不利的影响。从不能接受到焦虑，到沮丧，到再接受，到最后振作起来，正确面对新的生活，这是一个长期并痛苦的过程，甚至很多人一直都处于不能接受现实的状态，难以自拔。

1. 难过而沮丧

许多患者的家庭成员都会感到十分失落，但不明白为什么。他们开始不能享受现有的生活，会觉得无力，成天想睡觉或睡不着，甚至有人会比以前更容易哭泣。他们更不愿意与人沟通，喜欢一个人独处。

2. 焦虑而紧张

许多家属会觉得莫名的紧张，好像总是在担心什么事情会发生。家属会担心接下来要面临的经济问题，担心将来的生活，更多的是担心受伤的患者。

3. 易受激惹

家属会突然变得易激惹、易怒，容易向周围的人发脾气；会认为医生、护士、治疗师等医务工作者没有提供更好的服务，认为其他家人和朋友不理解和不体谅他们，甚至认为受伤的患者在治疗过程中不够努力而耽误了治疗。有些家属还会愤世嫉俗，甚至因为不能接受现状而产生报复社会的想法。

第十五章　脑外伤患者的家属与照护者

4. 愧疚

家属往往会对受伤的家人产生愧疚的心理。有些家属会自责，认为自己或许应该可以阻止意外的发生；有些人会认为自己以前对患者不够好；有些甚至认为这次事故是对他以往所作所为的报应，但惩罚的对象不是他，是为了更加折磨他。

5. 很大的挫败感

家属在遇到这种事故的当时往往会有很大的挫败感，如当医疗服务不能完全满足他们的需要时，或者没有足够的时间完成一天的工作，或者感到周围的人不能理解他们。

第二节　脑外伤对亲情关系的影响

脑外伤患者病情多数较为复杂，且多留有较严重的后遗症，如偏瘫、失语等，甚至生活不能自理；这不仅极大地改变了原有家庭的生活轨迹，增加了家人的负担，也限制了患者自身及家庭成员的社交生活及范围。研究发现，收入水平越高，文化程度越高的家庭，对病后现状接受的程度越高，患者与家庭成员的关系越亲密，其心理转变方式也更加良好。这可能与很多因素有关：受中国传统文化影响程度越大，患者越能感受到来自家庭的亲密程度和家庭承担相对越高；家庭的经济能力越强，在脑外伤诊治及护理中的经济压力相对越小，心理负担也相对越小，患者能感受到的来自家庭的亲密程度也会越高。

夫妻关系是家庭的主心骨，患者对从配偶处获得支持的需求明显高于对父母和兄弟姐妹的需求，其对配偶的接受程度也明显高于对父母和兄弟姐妹。而患者对其父母的需求是低于其子女的。因脑外伤发病年龄多为青壮年，故其父母年龄多较大。老年家属对社会的适应能力较年轻人明显下降，且在我国老年家属接受教育的程度普遍较低，对医院的陌生环境不能及时适应，与医务人员不能及时有效地沟通，心理承受能力及接受能力均较差，故多不能给患者带来良好的心理诱导，达成其需求。

第三节 脑外伤后家属面临的压力来源

对于脑外伤患者的家庭来说，主要有以下几方面的压力。①巨额医疗费用：脑外伤的患者将会产生巨额医疗费用，包括患者需要的手术费用、术后康复的费用。另外，患者多存在较重的残疾程度，后期复健的需求也较大，且中国大多数地区社区康复医疗机构不够完善，康复只能在三级医院进行，这也无形中增加了患者的医疗费用。②家庭因丧失主要劳动力带来的经济损失：脑外伤患者多为青壮年，正处于上有老、下有小的顶梁柱阶段，其工作能力的丧失也使家庭的主要收入来源中断，对整个家庭影响不可谓不大。③患者需要家属的陪伴：因脑外伤患者大多病情复杂，且发生意外前多身强体壮，陪护不仅要有足够的承受能力，还要有强健的体格，也会占用家庭的一个重要劳动力，对家庭的经济收入也是重大的影响。④家庭关系的压力：意外发生后患者多遗留有较重的残疾，夫妻关系、父子关系等家庭成员之间的关系都会受到一定的影响，甚至有些配偶因为无法承受巨大的压力而选择离开。最后，家庭还要面临社会关系的压力。

当然，不同的家庭要面对的困难是不一样的，一些常见的脑外伤普通家庭面对的困难有如下五种。

1. 自己能支配的时间明显减少

患者脑外伤后，家属自己能支配的时间明显会减少，没办法再去兼顾个人爱好和休闲娱乐，大部分精力都用来照顾患病的家人。因此，经常会感到疲惫但无法得到充分休息。

2. 经济困难

患者已无法工作，而家属也需要照顾患者，无法工作来补贴家用，还会有大量的医疗账单等着支付。

3. 角色改变

家庭成员均不可能再扮演跟以前一样的角色。换而言之，每个人所承担的责任都会发生改变。例如，家属以前可能只需要照顾家庭成员的生活，但现在还需要外出工作；可能以前需要每天外出工作，但现在需要完全放下工作来照顾患者。

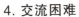

4. 交流困难

现代的家庭成员互相之间的交流比以前明显减少了，人们似乎宁愿选择通过通信设备进行交流，而忽略了面对面的交流。但现在各种家庭问题的出现，让人们不得不坐下来一起讨论已出现和即将要出现的问题，但既往的交流匮乏会成为家庭会议的主要障碍，要注意尽量避免争吵和责任划分时的相互推诿。

5. 孤立无援

刚开始的时候，所有的家庭成员都会为患者提供帮助，也会有大量的精神上的支持。作为患者的主要家属尤其是配偶，最初还充满斗志，但随着患者住院时间的延长，尤其是出院返家后患者多还残存较大的残疾，患者病情稳定后家属的关注已明显减少。这时，虽然患者已经脱离了生命危险，但因生活不能自理，且可能存在失语、失用等多种功能障碍或认知功能障碍等，家属面临的困难可能会较急性期更大，突然觉得一切都无法掌控，找不到人倾诉，不知该去哪里寻求帮助，甚至都不知道想要获得哪些帮助。

这些都只是家属可能面对的一部分困难，还需要面对患者及其他家庭成员的情绪改变，甚至还可能要面对患者的医疗决策的选择等。

第四节　家庭应对脑外伤患者的方法

对一个家庭来说，突如其来的意外带来的压力和疲惫往往是难以度过的。脑外伤不仅打破了原有的家庭生活方式，更增加了每个家庭成员的责任。配偶、父母、子女及兄弟姐妹等都将经历沮丧、内疚、自责、愤怒、失望等负面情绪，也有可能麻痹自己以逃避现实。当这些负面情绪逐渐积累起来，整个家庭或许会面临更大的灾难。对一个家庭来说，要怎样来渡过难关，减少损失，甚至最后能恢复以前的正常生活呢？

1. 需要家属的耐心

脑外伤患者学习日常生活中的动作是一件很困难的事情，他们需要家属的指导，记住一些家属认为很简单的步骤，再按步就班地完成一个动作。家属必须要尽力促使患者能独立完成每一个动作，即使有时会感觉无力、急躁，有时甚至想快速地去帮患者完成。但家属应该调整心态，耐心指导患者，给予最少的辅助让他独立完成。

2. 需要家属的尊重

家属必须时刻牢记，即使患者已患脑外伤，他仍然是一个值得尊敬的人。如果他受伤后无法与人交流，家属就会认为他不能很好地感受并理解周围的一切。但是，部分脑外伤的患者虽然不能很好地说话，但他却能很好地听见并理解家属说的每一句话。请务必像对待正常人一样对待患者，并尊重他，即使他只有一点点反应，或完全没有反应，但家属仍然需要与他一起分享家庭的一切。

3. 需要家属的理解

家属要真正做到有足够的耐心和对患者的尊重，需要掌握大量的新知识和新观点。这意味着家属不仅要学习大量关于脑外伤的新知识，还得将自己真真正正地放到患者这个角色上去，这样才能真正地知道患者需要什么。他们需要的不是家属的同情，而是希望家属能真正地接受现在的他，包括他各种受限的能力。

4. 要知进退

不同的患者在康复过程中需要不同的激励方式。这是一个体力与智力较量的过程。家属要一步一步地鼓励患者，切不能急躁。即使只是与患者讨论他正在练习的动作或是观察患者的动作，也需要允许患者可能会出现一定的退步空间，最大限度地减少他的挫败感，可以以最好的状态完成动作。家属要认识到，一个简单的动作对患者来说是多么的复杂和困难，并不时地给予患者积极的反馈，让他充满信心。

5. 弹性处理康复过程

家属必须找到一个正确且合适的鼓励患者的方法。即使自己已经不知不觉地对这个过程感到了厌烦，也要竭尽所能地保持自己的态度、表达方式和之前一样。但家属也要知道，脑外伤的患者也会出现情绪的变化，同样的方法在不同的时候可能得到的结果完全不一样。在康复的过程中，患者的情绪和治疗及训练的内容是不断变化的，所以家属也要适时地调整自己的行为和方法，以达到更好的效果。

6. 适当发挥幽默感

面对患者的闭口不言或表现出来的淡漠、呆板，家属可能会害怕自己一些无意识的行为会冒犯到他们。但应当记住，现在患者受脑外伤的折磨时日已久，在恰当的时候活跃下气氛，调整一下情绪，让患者从紧张的治疗中得到片刻轻松是很有必要的。当然，家属不能取笑他的功能缺陷，可以给他讲讲笑话书或一起看段搞笑电影，或讲讲自己在工作和生活中的糗事。

7. 爱是永恒

爱应该是家人之间永恒的纽带。在家人患病的过程中，家属往往更关注自己的责任和义务，却忽略了最重要的东西，那就是爱。也许在痛苦和各种压力折磨下，家属已经忘记了怎么去表达自己的爱，或已经找不到爱的感觉。这时需要和患者一起追忆以往的美好时光，想想曾经的柔情蜜意，这对患者的治疗也很有帮助。

8. 学习脑外伤的相关知识

脑外伤患者病情多较为复杂，可出现意识障碍、精神症状、肢体瘫痪、言语困难、认知障碍、吞咽困难等多种功能缺失，从而影响患者的生活自理能力。作为家属，只有更多地了解脑外伤的相关知识，才能更好地照顾患者，并把握患者在整个康复过程中的节奏。在脑外伤的治疗团队中，因国内缺少志愿者，很多家属便充当了这一角色。

9. 交流很重要

作为脑外伤患者的家属，尤其是其配偶，所承受的压力之大可想而知。国内目前心理咨询师较为缺乏，让家属找不到舒缓的途径。受传统思想的影响，现今人们大多不能接受心理疾病这一名称，拒绝接受心理咨询师或心理医生的帮助。脑外伤的患者，家属与患者接触最多，是患者最重要的看护者和支持来源，其情绪很容易感染患者。尤其是女性家属，在遇到心理应激时，女性可能比男性更倾向于出现心理障碍。这是由于中国女性和男性承担着同样的社会责任，但传统观念又对中国女性有着特殊的要求，一旦配偶发生意外，她们自愿或不得不承担照顾患者的责任。繁重的工作、家务、照顾孩子、教育孩子本来就让她们承受着巨大的压力，而今还需要照顾患病的配偶，极大地超出了她们能承受的负荷。各种传统观念的束缚及繁重的家务，让中国女性平日的社交就偏少，现今更是难以找到合适的舒缓途径，甚至都找不到倾诉的对象，更加增加了她们的心理负担，甚至出现崩溃。因此，为患者家属寻找合适的心理咨询团队，或定期组织相似病情的患者家属召开家属联谊会，让其互相倾诉，并能交流在看护患者时的心得，或许能解决部分问题。医疗团队可定期为患者家属派发相关知识小册子，列出可能出现的问题，患者、家属甚至医务人员近期的主要关注点、患者近期的病情变化等，让患者家属更快地从沮丧、失落的情绪中走出来，也能更好地配合医生制订方案，得到更好的预后。

10. 不要忽略自己的感受

在家庭突逢变故的情况下，家属可能会更容易被激怒，也更容易将自己的情绪发泄给家庭其他成员或朋友。家属需要多多与患者、朋友们倾诉，寻求支持，或许会有突发的灵感解决目前的困难，至少可以让自己满载的负面情绪得到一定的宣泄。

11. 寻求多方面的帮助

其实很多人都不像表面上看上去那么冷漠，当别人向他们请求帮助时，他们多是很乐意伸出援手的。目前国内有很多志愿者服务机构，甚至有很多专业人士加入其中。他们也可以通过他们的网络为家属寻求所需要的知识和信息，甚至为家属解决部分看护或家庭负担问题。

12. 爱护自己

尽管患者现在正处在医疗的关键阶段，需要家属全身心地看护和照顾，但家属必须记住，患者特别是爱人更需要的是照顾他的家属，不管是在住院期间，还是离开医院之后，家属对他来说才是最重要的。在患者病情稳定后，医生特别是康复医生会更希望家属把生活的重心转移到自己身上，让患者能够自己执行部分动作，并逐渐过渡到基本生活自理。

13. 回归到原有的生活

最开始的困难已经度过，随之而来的康复治疗已然开始。这时，家属应该停下来，回顾一下自从事故发生以来整个家庭的生活。虽然已经失去了很多，但看看现在身边剩下的，是最亲密的家人，是能够信任且对自己永不放弃的朋友，原来是如此的坚强，原来能承受如此之多的压力，原来自己的孩子在不知不觉中已经成长到能独当一面了，能帮忙一起承担起家庭的责任了，其实一切还是很美好！

第五节　家庭心理疏导

不管是脑外伤患者还是家人,特别是其配偶,都极易产生焦虑、抑郁、恐惧的等心理问题,而其态度又对患者的康复及预后有直接的影响。怎样解决患者及家属的心理问题,做好心理疏导工作显得极为重要。我们要从患者受伤入院开始就应采取相应的策略。

1. 住院期间

患者及家属的注意力多集中在病情的变化上,多表现为焦虑、紧张。此时良好的就医环境和医患之间的良好沟通是缓解紧张情绪的重要方法。因此,家属应积极与主管医生进行交流,特别是自己所担心的问题如经济的压力、对预后的期望等,还能帮助医生对患者的医疗方案做出更适合的选择。

2. 出院后

患者病情已基本稳定,主要是后期的康复治疗,更需要家属的介入。患者可能会存在较重的残疾,如吞咽功能障碍、失语、偏瘫等,甚至有些会有精神症状。这时,家属需要尽量放松自己,寻求专业医生的帮助,让自己一段时间的忙碌后可以抽半天或一天去做些自己想做的事情;可以寻求心理咨询师和心理医生的帮助以调整自己的心态;可以多与家人沟通,希望得到他们的支持和帮助;可以带患者进行一些小范围的社交活动以证实自己和患者的价值。

总之,家属必须先保证自己有积极的心态,才能给患者带来好的心态,鼓励患者更好地接受并实施康复治疗方案。家属不仅要做好患者的心理疏导,更重要的是做好自己和每个家庭成员的心理疏导工作,和谐的家庭环境是患者康复的保障。

(魏　妮)

第十六章 脑外伤居家常用医疗知识

第一节 癫痫的发作处理常识

一、什么是癫痫

癫痫是疾病的临床症状之一，不是一个独立的疾病，是因为大脑兴奋性过高导致神经元过度放电所引起的阵发性的、短暂的脑功能紊乱。

二、脑外伤后为什么会发生癫痫

脑外伤后引起癫痫的发生机制迄今还不十分清楚，但与下列因素相关。

1. 铁离子理论

铁离子理论认为脑外伤后血液在脑组织内积聚，血红蛋白破坏后的产物铁离子催化氧自由基使脑组织产生损伤，导致了创伤性癫痫。

2. 神经介质学说

神经介质学说认为脑外伤可能会导致脑组织大量释放谷酰胺和其他兴奋性神经递质，导致兴奋性中毒，过度兴奋了神经递质受体，从而破坏脑细胞。

3. 点燃理论

点燃理论认为脑外伤后神经元处于兴奋状态，形成新的神经网络结构，增加了神经细胞的兴奋性，如同小火柴点燃大火一样，使脑组织产生癫痫灶，从而导致癫痫发作。

三、癫痫对脑外伤患者的危害性

早期癫痫发作或持续状态，可造成持续性颅内压增高，加重脑出血、脑组织缺血缺氧和二氧化碳蓄积，引起继发性脑损害，导致脑细胞陷入原发性损害—继发性损害的恶性循环，使处于可逆状态的受损脑细胞发生凋亡，加重脑损害，严重影响患者的预后。

第十六章　脑外伤居家常用医疗知识

四、癫痫发作时的临床表现

1. 大发作

大发作最多见,以昏迷和全身抽搐为主,发作时的表现分三个阶段。

(1)先兆期:约 3/5 的患者有先兆症状,如突然感到胸前不适,有气上冲,身体某部发麻,眩晕或幻视、幻听、幻嗅等,时间较短,仅几秒钟即过。患者家属应知晓先兆期患者的反应,尽快把患者安置到安全地带。

(2)抽搐期:患者可有癫痫性喊叫,全身抽搐,昏迷,呼吸暂停。发作本身可分成肌肉强直和肌肉痉挛两期。前者为全身的肌肉呈现持续性的收缩,肢体先屈曲后强直,呈角弓反张状态,持续 10~20 秒进入肌肉痉挛期;后者为肌肉短促的间歇性抽动,约持续半分钟,在最后一次强烈肌肉痉挛后抽动突然停止。此期患者呼吸恢复,发绀消失,口、鼻喷出泡沫或血沫,小便失禁。

(3)抽搐后期:在肌肉痉挛后的阶段,肌肉收缩间歇逐渐延长,以致最后抽搐停止,但意识仍不清,全身肌肉松弛,大汗淋漓,呼吸平稳,经过数分钟到半小时开始意识恢复,醒后感到头痛,全身酸痛和疲乏,对发作全无记忆。若在短期内大发作频繁发生,以致意识持续昏迷者,称为癫痫持续状态。

2. 小发作

小发作表现为短暂的突然意识丧失,呼之不应,两眼凝视,言语中断,手持之物落地,一般历时 5~30 秒,清醒后对发作并无记忆。

3. 局限性癫痫

局限性癫痫以局限症状为特征,如一个肢体或面部阵发性抽搐,历时短促约数秒到数分,若不扩展成大发作,则无明显意识障碍。

4. 精神运动性发作

精神运动性发作时患者可表现意识混乱,如做梦或表现为复杂的幻觉及自动症等,对发病时的行为全无记忆。

五、癫痫发作的处理常识

1. 先兆护理

当出现先兆症状时如有生命体征、意识、肢体活动异常,面部肌肉痉挛、头晕、头痛等,应立即停止活动,最好能平卧,以减少损伤。这些虽然是脑外伤患者的常见症状，也是多发的早期症状，此时若能采取有效的保护措施，可以有效预防癫痫的发生。

2. 保持呼吸道通畅

患者抽搐时立即让其平卧，头偏向一侧，减少光刺激，取出义齿，松解衣领，放置压舌板或开口器，清理呼吸道分泌物，吸痰，给予氧气吸入（2~4升/分），防止呼吸道分泌物、呕吐物误吸而引起窒息及吸入性肺炎，防止舌咬伤。禁食、禁服药。如果患者出现自主呼吸停止，立即给予气管插管、呼吸机辅助呼吸。

3. 保护性护理

癫痫发作时由于肢体和躯干肌肉剧烈抽动，严重时可产生四肢或脊柱骨折脱位。因此，患者发作时勿用力压迫其抽搐的肢体，注意适当约束及保护患者至清醒。

4. 其他

用拇指指腹按压患者的人中穴、合谷穴，简易止痉。

六、抗癫痫药物的使用及用药后观察

治疗癫痫在发作期一般经静脉注射地西泮10毫克可有效控制发作。对一些癫痫发作持续时间较长而反复的患者静脉输注药物进行控制，效果满意。患者发生癫痫持续状态，首先要给予开放气道、给氧、吸痰，快速建立有效的静脉通道，保证用药的有效性。癫痫持续状态抽搐时首选地西泮10毫克静脉注射，速度控制在每分钟5~10毫克，随后将100毫克地西泮加入5%葡萄糖500毫升中持续静脉输注维持至清醒，输液的速度控制在每分钟20~30滴。因地西泮对呼吸中枢有抑制作用，应严格控制滴速，密切观察呼吸、心率、血压的变化。若出现血压下降、呼吸表浅、心率下降等，应立即停止使用，并配合医生做好抢救工作。患者经积极抢救、精心护理，病情好转出院后，应遵医嘱继续服用抗癫痫药，不要随意更改及停用，可预防癫痫的再次发生。

七、癫痫发作停止后的护理

1. 加强基础护理

保持口腔清洁，防止口臭，每日用蘸有生理盐水的棉球进行口腔护理2次，蘸有生理盐水的棉球不要过湿也不要过干。保持病床整洁干净，给患者定时翻身、叩背，按摩皮肤受压处，预防压疮及肺部感染。

2. 观察癫痫发作后机体受损情况

患者停止抽搐后应注意观察有无受伤，如舌咬伤、肌肉拉伤、关节脱位、骨折等，如发生异常应及时就医，给予相应的处理。

八、癫痫用药的知识指导

医务人员要与患者建立良好的关系，解释治疗的基本原理、前景及正确服药的重要性，让患者明确医生制订的是一个有针对性的长期治疗计划，不要擅自减药、换药、停药。一般在最后1次癫痫发作后，仍需要继续服药2年或遵医嘱逐渐减量。血药浓度直接影响疗效，因此，应告知患者随意增减药量或间断服药可使癫痫发作反复；药物与食物同进可以减少胃肠道的刺激反应。应告知患者定期需来医院复诊，监测血药浓度，复查肝功能及凝血功能，再根据脑电图结果及临床表现，考虑是否停药，调整治疗方案。

九、心理护理及健康指导

癫痫患者常常情绪低落，一直处于恐惧、紧张、忧虑之中，容易产生自卑或抑郁心理，对疾病的治疗缺乏信心，故应对患者进行心理疏导，使其正确认识自身疾病，消除顾虑，树立战胜疾病的信心。嘱患者注意饮食卫生、多吃高热量、高蛋白及富含维生素的食物，以补充身体消耗的能量。禁烟酒及辛辣等刺激性的食物。嘱患者不要独自到危险的地方，不要从事高空作业，以免病情发作时发生意外。

第二节　脑室分流引流术后护理知识

一、外伤性脑积水

（一）什么是外伤性脑积水

脑积水是由于各种颅脑疾病导致脑脊液循环通路受阻，脑脊液分泌过多或吸收障碍，导致脑室系统脑脊液增多的常见临床疾病之一。脑积水可以导致颅内压升高，甚至危及生命，脑室—腹腔分流术是目前治疗脑积水常用的手术治疗方法之一。

（二）脑积水产生的原因

（1）脑外伤后蛛网膜下隙出血及脑室系统内积血，血块常常堵塞中脑导水管开口、第四脑室出口处及基底池，影响脑脊液循环。此为外伤后早期急性颅内压增高的重要因素之一。

（2）当有血性脑脊液时，蛛网膜绒毛很可能被红细胞堵塞而妨碍了脑脊液的吸收，形成急性梗阻性脑积水。

（三）脑积水的分型特点

严重脑外伤后的脑积水按发生的时间可分为急性型和慢性型脑积水。

1. 急性型脑积水

急性型脑积水多发生在脑外伤后2周之内，甚至伤后3小时即可出现。此型临床上较为常见。

2. 慢性型脑积水

慢性型脑积水多在外伤出血后3~6周内形成，亦有在数月、半年以上才发生者。常发生在严重脑挫裂伤，脑出血的患者，伤后昏迷时间较长，伤情一度好转又突然恶化，急性颅内压增高，神经系统有进行性损害者，均应考虑有脑积水的可能。

（四）脑积水的预防及治疗

（1）严重脑外伤后一般均宜行颅内压监测。持续颅内压（ICP）监测，可在脑外伤后早期预测继发性病变的发生。

（2）当ICP>15毫米汞柱时，即应做持续脑室外引流，排出血性脑脊液（CSF），可减少脑积水的发生。

（3）引流时ICP宜保持在15~25毫米汞柱。如疑有脑积水，则行CT检查或脑室造影。

（4）可在术前试行脑室穿刺或腰椎穿刺，放出若干脑脊液，预测分流术的效果。如果症状有所改善，则尽早行分流手术。

（5）常用的分流方法为脑室－腹腔分流术和脑室－胸导管分流术。

二、什么是脑室-腹腔分流术

（一）定义

脑室－腹腔分流术是把一组单向阀门的分流装置置入体内，将脑脊液从脑室分流到腹腔中吸收,简称 V-P 手术,是神经外科治疗脑积水的一种首选方法。

(二)目的

脑室-腹腔分流术的目的是建立新的脑脊液循环通路,消除脑脊液在蛛网膜下隙及脑室中的积聚,减少脑积水的各种并发症。

(三)术前护理常识

1. 心理护理

患者术前常表现为紧张、焦虑、恐惧、悲观及忧郁,担心手术的有效性和安全性。因此,护理人员术前要多和患者及家属沟通,主要是倾听了解患者的心理感受,确定心理需求,针对性的进行心理护理,用通俗易懂的语言详细讲解手术的原理、方法,以及手术的可靠性、安全性,让成功病例现身说法,以消除患者的焦虑恐惧心理,增强其自信心,保持稳定的情绪、充足的睡眠,提高手术耐受力。

2. 增加营养

脑积水患者术前大多有头痛、恶心、呕吐等现象。根据实验室检查结果,应给予患者高蛋白、高热量、高维生素、易消化饮食,或遵医嘱给予静脉补液,补充电解质,纠正水电解质紊乱,以提高机体耐受力。

(四)术后常见并发症

(1)分流管堵塞。

(2)感染。

(3)分流管、分流泵外露。

(4)分流过度。

(5)分流管断裂或位置不佳。

(五)术后常见并发症的处理

1. 分流管堵塞

分流管堵塞是术后最常见的并发症,也是分流术失败的主要原因。分流管堵塞主要表现为急性颅内压增高的症状、体征,如头痛、头晕、恶心、呕吐、复视、嗜睡、视乳头水肿、失明等,以及分流管周围组织肿胀。因此,在术后应密切观察患者是否有颅内压增高的临床表现,定时按压分流泵,注意观察切口处和分流管经过的隧道有无积液发生。为保持分流管的通畅,患者生命体征稳定后应抬高床头 15°~30°,以利于头部静脉回流。

2. 感染

感染是分流术后的常见并发症，也是分流术后最严重的并发症。为防止术后感染，术前一天晚上剃头，用肥皂水和清水清洗头部和全身，尤其注意头颈和脐部的清洁消毒。手术前 30 分钟应用抗生素，术后进行合理抗感染治疗和营养支持。密切观察切口的渗出情况。换药时应严格无菌操作，及时更换敷料，保持敷料的清洁干燥。密切观察体温变化，如患者有头痛、发热、血白细胞增高等，应高度怀疑与引流管有关的感染，应及时处理。

3. 颅内出血

由于分流术后颅内压较低，血肿发展到一定程度才会出现症状，因此术后应密切观察患者的意识、瞳孔变化，判断有无颅内出血。

4. 分流过度或不足

分流过度或不足发生的原因有：一是分流管选择不当；二是患者直立时由于重力的原因导致过多的脑脊液被分流过度，可引起脑室分流性低颅内压、裂隙脑室、硬脑膜下血肿，表现为恶心、呕吐、头痛、头晕、嗜睡、视力障碍等。出现上述症状时，应指导患者从平卧位到半卧位再到直立位，逐渐适应，严重者可给予生理盐水静脉滴注。

5. 消化道症状

常见的消化道症状有食欲下降、恶心、呕吐、腹痛、腹胀等，多发生于术后 1~3 天，主要因脑脊液刺激腹膜所致。一般 1 周左右可消失。也有腹腔端分流管造成腹腔脏器损伤，如肠穿孔、横膈穿孔、阴道穿孔等，临床上表现为腹膜刺激征。术后应密切观察患者，给予心理支持，告诉患者腹痛的原因，酌情给予腹部热敷，促进脑脊液的吸收。若腹痛等无减轻或加重，应进一步检查确定是否有其他并发症存在。

（六）患者的出院指导

（1）由于术后患者需要终生带管，必须让患者或家属学会对引流管的自我护理，保持引流管通畅。鼓励患者保持乐观的情绪，可从事力所能及的活动。

（2）出现头痛、恶心、呕吐、视力障碍等时，患者可自己按压分流泵以加快引流。注意按压时应让分流泵充分弹起后再次按压。如果分流泵按下不弹起或按不下，则表明有分流管堵塞，应及时到医院复诊。

（3）注意保护伤口及引流管区，身体活动时不可用力过猛，以免扭曲或拉断分流管。半年内不要做重体力劳动或剧烈运动。

第三节 昏迷患者的营养支持

脑外伤昏迷的患者全身循环会发生一系列生化及生理变化，这些变化可以引起神经系统继发性损伤，导致高代谢、负氮平衡、体重减轻和免疫功能抑制等，不利于患者的预后及神经系统的功能恢复。营养支持已成为脑外伤治疗的重要组成部分。理想的营养支持不仅能减轻机体代谢异常，还能为神经元的修复、再生提供良好的物质基础，避免继发性神经损伤，加速机体康复。

一、脑外伤后机体发生的代谢变化

1. 高热量代谢改变

严重脑外伤后机体出现高代谢和高分解。脑外伤患者的平均能量消耗为正常人静息时能耗的120%~170%，去大脑和去皮层强直患者能耗每日最高达到了2092千焦。能耗增加使外周蛋白大量分解，机体出现蛋白自溶现象。

2. 高尿素氮代谢

患者尿氮排出量明显增加，且与神经功能障碍程度密切相关。Glasgow评分越低，患者分解代谢越高，尿氮排出量也越多。

3. 体内血清氨基酸谱及外周蛋白改变

脑外伤后血清总氨基酸浓度下降，但谷氨酸、天门冬氨基酸和苯丙氨酸浓度反而上升。脑外伤后血清氨基酸谱改变是由其高代谢引起的，而与应用类固醇激素等无关。

二、昏迷患者给予营养支持的好处

给予脑损伤患者营养支持可以使其获得较多的能量和蛋白质，改善氮平衡，促进损伤组织修复和神经功能恢复，降低病死率和伤残率。还可预防胃肠黏膜萎缩，促进胃肠功能恢复，防止肠道细菌移位，降低感染发生率。

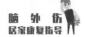

三、营养状态的评估方法

监测营养状况的指标有多种：体重、上臂肌肉周径、肱三头肌皮肤皱褶厚度、血清白蛋白、淋巴细胞计数、转铁白蛋白等。这些指标降低可提示严重营养不良合并伤口愈后不良，病残率增高。但在外伤后的最初几周，上述指标有局限性，伤后3周内主要观察淋巴细胞计数、皮肤试验指标等。

四、营养支持途径

脑外伤患者的营养支持途径主要为经胃肠外营养（PN）和胃肠内营养（EN），这两种方法各有其优缺点及各自的适应证。PN在脑外伤早期可提供全面营养，但易引起高血糖，可因补液量过多而加重脑水肿。随着肠道喂养技术的改进及对胃肠道功能的进一步认识，EN的研究和应用正在得到推广。早期予以PN，待肠鸣音恢复后即可逐渐改EN。前者适于病情重、生命体征未稳定或出现应激性消化道溃疡等不能EN的患者；后者则适于患者消化道功能尚可，无进食禁忌的昏迷患者和不能吞咽的患者。

五、PN与EN的优缺点

1. PN的优缺点

（1）优点：外伤后立即予静脉营养支持，补充了足够的能量和氮源，减少了内脏蛋白质的分解。并且氮的丢失减少，减轻负氮平衡，有利于创伤组织的修复，促进患者的恢复而改善治疗效果。

（2）缺点：通常需要留置深静脉通道。伤后患者早期阶段的机体免疫能力低下，如果无菌措施不足的话，很容易导致感染的发生，对患者造成二次创伤。同时由于脑外伤患者受应用强烈脱水利尿剂、激素等因素影响，体内电解质紊乱比较常见，静脉性补充大量的营养液容易加重电解质紊乱和酸碱平衡失调，甚至加重脑水肿。此外由于本类患者的病程较长，长期使用价格较贵的PN，势必会对患者家庭造成很重的经济负担。还有值得注意的是，若长期使用PN，缺乏肠内容物的刺激而影响胃肠激素分泌、胃肠黏膜的生长和黏膜细胞的更新，使消化道保护性屏障功能明显削弱，肠源性异位感染及应激性溃疡的发生率也会相应增加。

2. EN的优缺点

（1）优点：EN越来越受到人们的重视，因为具有如下优点。①经肠

第十六章 脑外伤居家常用医疗知识

营养符合人体生理要求,在应激反应期间给予适量的肠内饮食可以保护维持肠内黏膜屏障,防止细菌迁徙;进食乳酸杆菌可以在应用抗生素治疗的同时保持肠内正常菌群分布,防止出现腹泻及假膜性肠炎等,并且能够明显减少患者外伤后所出现的炎症反应。②经肠营养费用低廉,并发症少,目前临床常用的 EN 液价格远低于经静脉输入的营养液,因而更适合需要长期营养支持的脑外伤患者。安置胃、肠饲管还有助于胃肠减压,帮助患者平稳度过伤后的肠麻痹或肠梗阻期。

(2)缺点:在予 EN 支持时,基础条件是患者胃肠道结构及功能接近正常,但于脑外伤患者自主神经中枢直接或间接受损,胃肠道均处于抑制状态,其功能明显削弱或基本停止,虽然幽门下饲食能减少因胃食管反流所引起的并发症,但幽门下反流、腹胀、腹泻甚至因为肠道负荷过重而出现应激性溃疡等并发症则或多或少会出现,无论是哪一种并发症对机体来说都是雪上加霜。

六、PN 成分及输注方法

患者在脑外伤后立即进入高代谢、高分解、高血糖等应激状态,每日液体入量为 1500~2000 毫升。此阶段患者常处于能量供应不足、机体处于负氮平衡的状态,入院后即可计算出基础能量消耗,需提供的足够热能和氮量,行胃肠外营养支持。PN 液每千克体重每日能量供应为 (105~126) 千焦,氮量每千克体重每日为 0.15~0.20 克,非蛋白质热氮比为 (420~630) 千焦:1 克,糖和脂肪占非蛋白质的热量比为 6:4 或 5:5,成分为 20% 脂肪乳剂、18 种氨基酸液、水乐维他、50% 葡萄糖、5% 葡萄糖盐水、10% 氯化钾、安达美等;另外应添加 20% 精氨酸 1 毫升;上述各种营养物质均在净化台内配成"全合一"营养混合液,装入 3L 静脉营养袋内,全部液体经颈内静脉或股静脉穿刺置管输注,经上、下腔静脉进入血液循环。

七、EN 配方的种类

临床上常用的 EN 配方按蛋白质的性质主要分为三类:
(1)氨基酸类制剂,如爱伦多。
(2)短肽类制剂,如百普素、复方营养要素。

（3）整蛋白类制剂，如安素、大元素、能全素等。

每种配方均有其特点，氨基酸和短肽类易于吸收，适合于消化功能有障碍者（如严重胰腺炎、短肠综合征）；对于消化道功能完好者，可选用整蛋白类制剂，有利于维持肠黏膜结构和功能的完整性。

八、临床上常用的EN制剂

1.使用天然食物自制匀浆膳

大米75克，小米50克，牛奶400毫升，黄豆25克，鸡蛋50克，大肉泥50克，猪肝泥25克，胡萝卜50克，青菜泥50克，麦片60克，白糖60克，木耳20克，莲子25克，香油10克，盐5克。将上述食物按配方定量，分别加工成熟食，用搅拌机搅碎成匀浆，将匀浆液混合均匀。

2.要素饮食

要素饮食主要有"能全力"，是一种低渗、高能量、富含膳食纤维和要素的制剂，以酪蛋白为主，不含谷蛋白、乳糖，含有脂肪、碳水化合物、维生素、矿物质、微量元素，为较理想的肠内高能营养配方；渗透压为250毫渗/升，容易消化，避免了乳酸不耐受引起的腹泻和高渗性引起的腹泻；且无渣、溶解度好，不易引起堵管；但价格较贵，配置时要检查生产日期。

九、EN的使用方法

自制匀浆膳的用法为第一天先给予5%稀米汤300毫升左右，分6次给予，2~3小时一次，缓慢增加数量和浓度。若无异常，第二天开始增加浓度及液量。匀浆膳可根据患者具体病情配制，其中蛋白质占15%~18%，脂肪占20%~30%，碳水化合物占50%~60%。匀浆膳由鼻饲管注入，开始每次50~100毫升，适应后逐渐增至每次250~300毫升，每日分6~7餐灌注，间断缓慢输入。

十、昏迷患者EN并发症的预防和护理

1.腹泻

腹泻可造成消化液丢失，导致水、电解质紊乱，加重病情。常因营养液污染、呈高渗性、脂肪蛋白质含量高，导致消化不良，温度过低致肠蠕

第十六章 脑外伤居家常用医疗知识

动增加等原因引起。首先应加强用具的清洁、消毒、灭菌。其次应注意营养液的配方中碳水化合物、脂肪、蛋白质比例合理，粗纤维的含量不可过高，根据每个患者的耐受情况，合理制订食谱。鼻饲时营养液的适宜温度为 38~42℃ ，若饲用时间长，应注意保温、加温。对发生腹泻的患者，及时查明原因，除用药物治疗外，营养液用小米汤冲炒面，加适量糖、盐，效果良好。

2. 胃潴留

应激可造成胃肠功能紊乱，特别是老年人，胃肠道功能减弱，小肠绒毛萎缩，血液供给不足，对食物耐受性降低，胃蠕动功能减低，使胃排空时间延缓，容易发生胃潴留。每次鼻饲前，应检查胃排空情况，胃内容物少于入量的 1/2 时，应减少推注量；多于 1/2 时，应延长两餐的间隔时间，可同时应用吗叮啉加强胃动力。

3. 便秘

昏迷患者长期卧床，肠蠕动减慢，如食物配方中纤维素含量少，易发生便秘。应每日顺时针方向轻揉患者下腹部 3~4 次，每次 5~10 分钟，以被动增加肠蠕动；及时适时增加营养液的纤维素，选用有通便作用的蔬菜，如菠菜、芹菜、胡萝卜等，也可单独做成匀浆，或用苹果、梨、香蕉等做成果浆，用作加餐；若病情允许可加红薯浆，均有预防便秘的作用。用药物治疗便秘时，应在患者排便后及时停用。

4. 腹胀

应激状态下，患者胃肠功能减弱，对某些食物的耐受性差，如牛奶、蔗糖在消化分解中产气较多，易发生腹胀。发现患者对牛奶、蔗糖不耐受时，应停用并合理调整食物配方，用热敷、针灸、肛管排气等方法消除腹胀。鼻饲时避免过多的空气进入胃内。

5. 食物反流及呼吸道吸入

食物反流及呼吸道吸入是影响患者生命的重要并发症之一，胃排空障碍的患者更易发生。在鼻饲时，取上身抬高 30° 的卧位；推注速度均匀缓慢；雾化吸入及吸痰应在空腹时操作，避免剧烈咳嗽；胃排空障碍的患者，将饲管口放置于远离幽门的小肠内，最好置入近端小肠；合理安排入量，避免一次入量过多；及时调整鼻饲计划，有腹胀患者应给予治疗，并减少入量，以防反流的发生。若发生呼吸道吸入，及时吸除呼吸道内的食物，并吸出胃内的营养液,以防再次反流。

6. 电解质紊乱

电解质紊乱可引发高血糖、低钠血症。开始鼻饲时应每4小时监测1次血糖,根据血糖结果使用胰岛素,血糖平稳后每周测1次。靠肠内营养维持生命的患者容易引起低钠血症,有些可引起低钾血症。可以把要补充的氯化钠或氯化钾分次加入肠内营养液中鼻饲,电解质平稳后每周测1次。肠内营养维持生命的患者易引起尿液结晶,可每日鼻饲温开水500毫升。

十一、EN 患者家属护理注意事项

1. 严密观察病情变化

随时观察患者有无腹胀、腹泻、呕吐;定时测脉搏、呼吸、血压、尿量并记录;注意胃管抽出液的内容、色、量,以判断有无反流或消化道出血;准确记录排便时间及大便的色、性质和量。

2. 严格执行无菌操作

预防营养液的污染要求瓶装肠内营养液起盖前用碘酒、酒精消毒瓶盖周围及起瓶器,滴器与营养管连接前消毒营养管前端,各接头处用无菌纱布包裹,以保证输注系统的各环节不被污染,输注导管应每日更换1次。

3. 输入速度要适当

输入速度开始时宜慢,一般以每小时35毫升的速度开始,1~2小时后可逐渐加快滴速。肠内营养开始的第1天到第3天宜慢,后期可适当增快,但不宜大于每小时100毫升。若输入速度过快,患者会出现腹胀、反流、呕吐等。过度腹胀将影响患者的呼吸功能,昏迷患者呕吐容易产生误吸,导致吸入性肺炎。

4. 口腔护理

大多数经鼻腔置管的患者会用口呼吸,导致口腔和舌头干燥。管饲时由于缺乏实物对口腔腺体的刺激而使唾液分泌减少。每日应对鼻饲患者进行口腔护理2次,用生理盐水擦拭口腔,并检查是否有黏膜改变或小的伤口,防止发生口炎性腹泻或感染。

第四节　脑外伤低颅压综合征患者护理常识

一、什么是脑外伤低颅压综合征

脑外伤低颅压综合征是脑外伤患者侧卧位腰椎穿刺脑脊液 (CSF) 压力低于 44.13 毫米汞柱，多以体位性头痛、恶心、呕吐为主要表现，可伴有眩晕、精神障碍、复视、自主神经症状等的一种临床综合征。

二、脑外伤低颅压综合征的原因

（1）脑外伤后外力作用和间接对冲伤致皮质及皮质下中枢功能紊乱。

（2）脑血管被震荡、牵拉、扭曲及舒缩功能失调等因素引起脑微循环障碍，局限性或泛发性脑细胞、组织肿胀，进而压迫血管，加重血液循环障碍，从而影响脑室脉络膜丛的血液循环。

应注意微不足道的外伤和薄弱的硬脑膜囊。少数病例发病前出现过咳嗽或举重物、用力推、体育锻炼、不经意的摔倒等没有引起足够注意的轻微外伤。少数自发性低颅压综合征患者还患有以皮肤红斑为主要特征的结缔组织病、马方综合征、弹性蛋白和纤维蛋白异常等疾病。

三、脑外伤低颅压综合征患者会出现的症状

（1）头痛，特点为坐立位时明显增强，平卧及头低位时头痛减轻或消失；也可表现为额、枕部较重，向颈、肩、背部放射，颈部屈曲时症状可加重。头痛的发生是由于脑脊液的缓冲作用减弱或消失，因重量原因脑组织下沉，脑膜及脑表面的痛觉感受器被牵拉或受压、受刺激。由于脑脊液减少，颅内压降低，脑静脉或脑膜血管扩张，少数持续头痛的患者，可能与硬脑膜下积液有关。

（2）脑血管痉挛，可出现偏身无力、麻木等症状（颈内动脉系统），以及眩晕、恶心、呕吐、记忆力减退，步态不稳等椎－基底动脉系统症状。

（3）患者有时会出现脉搏快且无力，血压降低，面部及颈部皮肤阵发性潮红、厌食、乏力等症状。

（4）可首发或主要症状为精神症状，表现为生活懒散、精神不振、

言语减少、动作迟缓等，其原因可能为脑脊液是维持大脑各区间联系的必需条件，是保证脑细胞正常活动的重要因素，颅内压一旦降到机体不能调节和忍受的程度，大脑将发生保护性抑制反应，如果各功能区之间相互联系中断，就会出现精神症状。

（5）耳鸣、听力障碍也较常见，耳部症状的出现是由于前庭蜗内半规管压力改变所致。其他少有症状为视物模糊、畏光、视野缺损，第Ⅲ、第Ⅳ、第Ⅵ脑神经麻痹，厌食，尿崩症和意识障碍等，这些症状的出现均与脑组织移位，尤其是脑干移位或受压有关。

四、脑外伤低颅压综合征的治疗

（1）发现上述症状患者家属应立即让患者平卧，去掉枕头，症状重者取头低脚高位。

（2）鼓励患者大量饮水，每日经口或静脉滴注生理盐水1000毫升。

（3）给予含5% CO_2 的氧气吸入，每小时5分钟。

（4）给予中药灯盏花素、川芎注射液静脉滴注，可改善脑循环、缓解脑血管痉挛及促进脑脊液的分泌。

（5）静脉滴注低渗盐水（0.5%的低渗盐水每日500~1000毫升），能促进脑脊液的分泌。

（6）腰穿鞘内注射注入过滤的空气或生理盐水，每次30毫升，可升高颅内压及刺激脑脊液分泌。

（7）脑脊液漏者，行脑脊液漏修补术；低血钠脱水者，补充血容量及钠盐。

五、脑外伤低颅压综合征患者的家庭护理

（1）卧位与安全：患者一般采取头低脚高位，将床尾抬高，可减轻低压性头痛。大量CSF漏时可采取患侧位，借重力作用使脑组织移位，使硬脑膜闭合，减少CSF的漏出。防止坠床、跌倒等意外发生。

（2）避免用力排便、打喷嚏、擤鼻涕、提拉重物等。勿填塞耳鼻或滴药，避免逆行感染。对于头痛、头晕、视物不清的患者应有专人守护。

（3）饮食及补液。鼓励患者多饮水或菜汤，恶心、呕吐患者适量增加盐的摄入，注意有无电解质紊乱。若静脉补液不足导致血容量相对不

第十六章 脑外伤居家常用医疗知识

足,亦可引起脑血管舒缩功能异常并导致下丘脑及脉络丛供血不足,使脑脊液分泌减少,颅内压进一步降低。可酌情每日补充低渗或等渗溶液2500~3000毫升。

(4)用药护理:应用甘露醇后有明显的脱水,伴有低钠血症部分患者使用甘露醇时间过长或因鼻窦炎误诊为病毒性脑炎使用甘露醇可导致低颅压。故护理人员应注意:①头痛、呕吐及脑电图异常并非低颅压特有的临床表现,部分鼻窦炎患者也可有类似表现。所以在头痛病因未诊断清楚前,应慎用甘露醇等脱水剂。②使用脱水剂时要注意剂量及用药时间,高颅压者长期使用脱水剂也会引起低颅压。

(5)心理护理:临床上患者对疾病知识的缺乏及低颅压引起的头痛、头晕、恶心、呕吐等症状使患者焦虑不安、甚至悲观失望,护理人员应主动和患者沟通,耐心细致地为患者宣教,鼓励患者积极配合治疗。尤其是曾合并CSF漏的患者即使症状减轻或好转,也不能过早坐立,坐立时间也不能过长,以免再次出现CSF漏或并发硬脑膜下血肿。

(6)康复护理:脑外伤低颅压综合征患者较易发生智力障碍的后遗症。应注意尽早开始各种功能训练和康复治疗。要加强日常生活、个人卫生、饮食、睡眠等基础护理和训练。尤其是对生活不能自理者,要进行生活习惯训练,并引导患者定时排便。肢体按摩应从远端关节开始,应按肢体正常功能方向开始,先行被动运动。刚开始患者可能因疼痛而不愿运动,此时应安慰鼓励并稍加强制。应从短时间小运动开始,逐步增量。对失语的患者,坚持由易到难、循序渐进、反复练习、持之以恒的原则。先从患者受损最轻的言语功能着手,如运用姿势性言语、眼神、手势等进行交流。再用具体物品、单字、单词、短句进行训练。进行言语训练时,要尽早开始发音练习。早期的心理康复护理对患者的躯体、心理、免疫功能、家庭功能等方面有积极的影响,可以调节患者的心理状态,促进患者的心理健康,发挥心理防御能力,还可改善、消除患者的抑郁情绪,从而显著提高治疗效果。

六、脑外伤低颅压综合征的预防

本病的防治重点在于根据各种病因类型,尽可能减少脑脊液的丢失或促进脑脊液的分泌,从而减少低颅压的发生,及时恢复脑脊液的保护性水垫作用。①严格掌握脱水剂、利尿剂的应用指征,最好应用颅内压监护仪指导应用的时间和剂量,一旦指标好转应及时减用和停用;②严格掌握腰穿指征,在操作时放出脑脊液不可过多、过快,腰穿针宜细,量不宜超过15毫升;③损伤休克的患者应尽快纠正低血容量,及时恢复灌注压和脑血流量;④长期脑脊液漏者,应及时行脑脊液漏修补术。

(陈慧娟　丛　双)